101 Soluções do
Feng Shui
para mudar a sua vida

Nancilee Wydra

101 Soluções do Feng Shui para mudar a sua vida

Tradução
MARCELO BRANDÃO CIPOLLA

EDITORA PENSAMENTO
São Paulo

Título do original: *101 Ways Feng Shui Can Change Your Life.*

Ilustrações de Ginny Piech Street.

O primeiro número à esquerda indica a edição, ou reedição, desta obra. A primeira dezena à direita indica o ano em que esta edição, ou reedição foi publicada.

Edição	Ano
2-3-4-5-6-7-8-9-10-11-12	04-05-06-07-08-09-10

Direitos de tradução para a língua portuguesa
adquiridos com exclusividade pela
EDITORA PENSAMENTO-CULTRIX LTDA.
Rua Dr. Mário Vicente, 368 – 04270-000 – São Paulo, SP
Fone: 6166-9000 – Fax: 6166-9008
E-mail: pensamento@cultrix.com.br
http://www.pensamento-cultrix.com.br
que se reserva a propriedade literária desta tradução.

Impresso em nossas oficinais gráficas.

Sumário

Prefácio

VOCÊ GOSTARIA DE perder peso e não se sentir tão deprimido? Está procurando melhorar sua vida amorosa ou o seu relacionamento com os filhos? Gostaria de se sentir mais energizado ou de ser capaz de relaxar? A solução pode estar no feng shui. Você pode criar em sua casa um ambiente que o ajude a alcançar vários objetivos que você tem na vida.

Todos nós sabemos, por intuição, que é impossível deixar de reagir ao ambiente físico em que estamos. Certamente você se lembra de ter visitado algum lugar que o encantou, ou de ter sentido um calafrio na espinha ao passar por uma porta. Os lugares afetam os nossos sentimentos e reações. Porém, nós nem sempre compreendemos por que certos ambientes evocam determinados sentimentos. Parece que a cultura ocidental nunca teve um vocabulário e uma estrutura teórica para interpretar as mensagens que nos são transmitidas pelo ambiente.

Essa lacuna é preenchida pelo feng shui, uma antiga disciplina chinesa. Não obstante, muitos ocidentais têm dificuldade para transpor o feng shui clássico para a moderna cultura americana e européia. É por isso que dediquei 25 anos da minha vida a traduzir os princípios do feng shui para os costumes, a filosofia e a cultura do Ocidente. Nos sete livros que já escrevi sobre feng shui, demonstrei que as descobertas de diversos cientistas famosos, tanto no campo das ciências físicas como no das ciências sociais, corroboram as mensagens essenciais do feng shui. Mostrei também que você pode utilizar os princípios do feng shui clássico para transformar a sua casa num santuário, mudar seu jardim para ter mais prosperidade, fazer um escritório que dê impulso à sua carreira, criar espaços acolhedores e estimulantes para as crianças, e muito mais.

Este livro dá um passo adiante na mesma direção: apresenta soluções de feng shui para os males modernos que atrapalham a nossa vida e nos impedem de alcançar nossos objetivos. Quer a sua necessidade seja a de diminuir o *stress*, quer a de aumentar a autoconfiança, quer a de se livrar do desânimo, este livro lhe indicará as "curas" de que você precisa. Se você já sabe quais são as áreas da sua vida em que precisa de soluções, vá direto aos capítulos que falam especificamente do seu problema. As sugestões aí oferecidas são chamadas *curas* porque cada uma delas, na medida em que introduz modificações no seu ambiente físico, serve de remédio para um tipo de problema — um problema que pode estar impedindo você de atingir um objetivo de vida. Neste livro, vou apresentar soluções de feng shui para problemas específicos e o ajudarei a mudar seus hábitos derrotistas de comportamento. Examine as circunstâncias atuais da sua vida e veja quais são os aspectos dela que precisam ser melhorados — como a auto-estima, por exemplo — e quais os que precisam ser controlados — como o peso; depois, leia na seção correspondente quais são os remédios que podem estimular a mudança.

Encare o feng shui como uma caixa de ferramentas que você pode usar para vencer os desafios que enfrenta. O feng shui não é magia; baseia-se, antes, em provas pragmáticas fornecidas por um sem-número de ciências sociais e físicas. Os cientistas provaram, por exemplo, que, quando uma pessoa fica rodeada pela cor azul, sua respiração e sua pulsação ficam mais lentas. O azul, portanto, serve para acalmar. Em situações nas quais convém que você não se apresse — seja para controlar a raiva, seja para se abster do segundo pedaço de torta —, a presença da cor azul no ambiente pode ser uma grande vantagem.

O feng shui é a linguagem que nos explica por que isso acontece desse modo. É a chave para a decodificação das mensagens conscientes e subconscientes que recebemos das cores, das formas, dos aromas, dos sons e das texturas. É o instrumento que podemos usar para lidar com o mundo físico que nos rodeia a fim de torná-lo mais receptivo às nossas necessidades e desejos. O feng shui nos diz, por exemplo, que os móveis pesados, cor de terra, fazem com que as pessoas se sintam seguras e, assim, promovem o relaxamento. Se o seu trabalho o deixa muito tenso, como hoje em dia acontece com tanta gente, a presença de uma mesinha de centro quadrada e baixa, feita de nogueira, na sala de estar, pode fazer com que você se sinta mais seguro e, assim, diminuir a sua tensão.

A premissa que está por trás de todo o feng shui é a de que uma casa (ou qualquer outro ambiente) pode aumentar ou diminuir as suas possibilidades de alcançar a felicidade. Quando essa ciência apareceu, há milhares de anos, nasceu de um conhecimento típico das antigas civilizações agrárias: o de que o acúmulo de informações sobre o ambiente natural aumentava a probabilidade de obter-se colheitas abundantes. Compreendendo que as enchentes da primavera cobriam o chão de humo e que os furacões, tornados e terremotos se abatiam mais sobre certos lugares do que sobre outros, os antigos lançaram as bases de um sistema de escolha dos ambientes mais propícios. No decorrer do tempo, à medida que foi se ampliando o conhecimento de como os lugares afetam a situação do ser humano, as pessoas aprenderam não só a escolher o melhor lugar para viver, mas também a criá-lo. Hoje em dia, nossas casas são complexas e cheias de coisas. O feng shui é a chave para a decifração dessa complexidade e um instrumento de escol para a formação de ambientes que aumentem a felicidade e facilitem a realização de objetivos.

Para fornecer um antídoto ao mundo complexo de hoje em dia e à nossa vida multidimensional, procurei escrever um livro simples e direto. Cada capítulo trata de um dos males modernos que estão na raiz de tantas frustrações e traumas: estados emocionais como a depressão ou a falta de auto-estima, problemas físicos como o excesso de peso ou acontecimentos traumáticos, como um divórcio ou a morte de um ente querido. Cada capítulo reduz o problema específico a uma série de soluções mais restritas e fáceis de implantar. Para que você permaneça concentrado no potencial positivo de mudança, as curas são apresentadas mediante perguntas acerca de como implementar as soluções. Se o seu problema é a depressão, por exemplo, no Capítulo 2 responderemos a perguntas sobre quais são as cores que alegram as pessoas, quais os desenhos que geram otimismo, quais os que ajudam as pessoas a se libertar de antigos e improdutivos hábitos de pensamento e o que você pode pôr na sua casa para tornar mais forte e resoluta a sua atitude mental. Escolha a cura que parece ser a que você mais precisa ou implemente-as todas, uma por vez. Quer de um jeito, quer de outro, você vai perceber que as curas em si mesmas são simples e não pesam no bolso — em suma, não são mais um estorvo a complicar a sua vida.

Há séculos que o feng shui oferece soluções para que as pessoas possam vencer os fatores que criam obstáculos à sua capacidade de progredir e prosperar na vida. Agora chegou a sua vez.

1

Os Cinco Instrumentos do Feng Shui

Toda disciplina se baseia em princípios científicos, e o feng shui não é exceção a essa regra. Assim como os médicos se valem de exames clínicos para confirmar seus diagnósticos, assim também as curas apresentadas neste livro baseiam-se em princípios e dados há muito tempo aceitos como válidos e racionais. No feng shui, há cinco maneiras diferentes pelas quais podemos analisar o nosso mundo e decodificar as mensagens que nos são transmitidas pelo lugar em que vivemos. Concebo essas cinco maneiras como cinco instrumentos, pois elas são usadas para determinar quais as curas necessárias, assim como o médico usa seus exames como instrumentos de diagnóstico. Por outro lado, elas também constituem os princípios básicos de todo o feng shui.

Como a confiança e a fé são fatores fundamentais para a mudança e a cura, convém que você procure compreender esses princípios antes de tentar usar o feng shui para mudar a sua vida. Quando você compreende por que uma coisa é verdadeira, sua vontade de usá-la se fortalece.

TAO: AS RELAÇÕES

O Tao (pronuncia-se "Dáo") significa "como as coisas funcionam". Assim como as estações se sucedem ininterruptamente ano a ano, a maioria dos processos naturais que acontecem no mundo segue um "caminho" normal e previsível. O sol nasce e se põe todos os dias, a água sempre busca o lugar mais baixo e um ovo fertilizado segue um determinado caminho de desenvolvimento. A atitude mais simples e mais sensata é a de acompanhar esse fluxo em vez de ir contra ele. Viver no Tao significa simplesmente compreender a ordem natural e seguir o seu fluxo.

Uso a palavra *relações* para avaliar o Tao de cada situação. Entrar em relação com as mensagens que nos são enviadas pelas cores, formas, aromas, texturas e pela posição das coisas que temos dentro de casa, e usar as relações assim constituídas para estimular os sentimentos que queremos ter: este é um jeito de viver no Tao e usar as coisas que nos rodeiam para nos ajudar a alcançar os nossos objetivos. Por exemplo: se as formas triangulares e a cor vermelha nos estimulam e despertam o nosso intelecto, como nos diz o entendimento do chi (acompanhe a discussão sobre o chi mais adiante neste capítulo), o ato de ver um triângulo ou a cor vermelha deve nos motivar a fazer alguma coisa, a agir em vez de relaxar. Por isso, um papel de parede com formas losangulares num tom de vermelho pode ser um obstáculo à tranqüilidade e ao sono.

YIN/YANG

O yin e o yang representam os extremos opostos de qualquer processo ou experiência. Encontramos exemplos de yin e yang em todas as áreas da nossa vida. Dentro do nosso quadro de referências, as coisas são frias ou quentes, vivas ou mortas, ativas ou passivas, pequenas ou grandes. Em qualquer momento determinado, nós estamos ou adormecidos ou acordados. O yin é como o sono, durante o qual estamos voltados para dentro e, no geral, não interagimos com as outras pessoas. O yang é mais semelhante ao estado de vigília, quando no geral interagimos.

Todas as cores, aromas, sons e texturas nos conduzem a um estado mais yin ou mais yang. Quando precisamos de silêncio e introspecção para poder nos concentrar, quando temos de juntar as idéias e ficar sozinhos, imóveis ou relaxados, é útil estar numa atmosfera yin. Quando queremos nos comunicar e precisamos de vigor para agir, o ambiente yang nos é benéfico.

A maioria dos espaços tem uma mistura de yin e yang. A pergunta é a seguinte: quais são as proporções de yin e yang que constituem a mistura correta para uma determinada experiência emocional? A predominância de yin é benéfica para o descanso e o sono necessários num quarto, por exemplo, ao passo que o yang é benéfico para uma sala de estar, onde geralmente é desejável que as pessoas conversem animadas. Os remédios apresentados neste livro levam em consideração esse ato de equilíbrio e fazem uso das seguintes qualidades para chegar à mistura correta exigida pelas diversas necessidades:

Yin	*Yang*
Tons leves ou pastéis	Cores brilhantes e saturadas
Sons baixos e contínuos	Sons altos e variados
Aromas intensos ou da terra	Aromas agudos ou leves e fragrantes
Texturas lisas e macias	Texturas ásperas e que estimulam o tato
Pouca iluminação	Muita iluminação
Um piso que abafe o som dos passos	Um piso que faça ressoar os passos
Ausência de opções	Opções em abundância
Espaço apertado ou lotado de objetos	Espaço suficiente para se ter liberdade de movimentos

O CHI: COMO SENTIMOS O NOSSO MUNDO

Provavelmente, o termo mais usado e menos compreendido no feng shui é *chi*. O chi costuma ser concebido como uma entidade amorfa que existe fora da experiência comum dos seres humanos, como se tivesse vida própria. Isso não é verdade. Em tudo o que se refere ao feng shui, a palavra *chi* designa nossas reações físicas e emocionais ao mundo físico. Pela visão, pela audição, pelo olfato, pelo tato e pelo movimento, nós sentimos consciente e subconscientemente o mundo ao nosso redor. Por isso, para compreender o chi, o melhor é tratar da biologia dos cinco sentidos.

A visão

A visão é o sentido que nós mais utilizamos. Setenta por cento das nossas percepções são absorvidas pela visão. O olho humano busca automaticamente a luz, o movimento, as linhas diagonais e o ponto mais distante quando entramos num espaço fechado. Por isso, boa parte dos livros de feng shui fala da importância da luz refratada (cristais), das janelas, das escadas (linhas diagonais) e do que se vê na parede oposta à porta de entrada. As coisas que vemos determinam em grande medida os nossos sentimentos.

As cores e formas que enxergamos influenciam em grande medida o sentimento que temos a respeito de um ambiente, pois nos transmitem mensagens emocionais. De modo geral, eis o que nos comunicam:

Cor/Forma	*Mensagem*
Vermelho/asnas*, triângulos	Entusiasmo; desperta o intelecto
Amarelo, castanho, marrom/ quadrado	Estabilidade, segurança
Branco, dourado, prateado/ redondo	Atividade mental, concentração
Azul, preto/formas onduladas	Relaxamento; faz vir à tona as emoções; mistério, sedução
Verde/retângulo	Mudança, aprendizado

Outras cores que não têm relação com formas específicas:

Cor	*Mensagem*
Alaranjado	Fusão, cooperação
Roxo, púrpura	O desconhecido e suas possibilidades

Quando duas cores se misturam, seu poder se dilui; mesmo assim, elas continuam emitindo cada qual a sua mensagem. Saiba também que as cores intensas ou plenamente saturadas nos afetam mais no corpo, as cores médias nos afetam mais nas emoções e as cores claras nos afetam mais intelectual ou espiritualmente. Assim, quando precisamos de lucidez para absorver informações, o amarelo claro é melhor do que o amarelo médio ou escuro.

A audição

Nossa primeira experiência sensorial é uma experiência auditiva. O feto torna-se capaz de ouvir antes de ser capaz de ver ou de cheirar, e antes de adquirir as funções cerebrais necessárias para poder se movimentar de modo independente. No livro *The Mozart Effect*, Don Campbell escreve: "Os sons formam padrões e criam campos energéticos de ressonância e movimento no espaço que nos rodeia. Nós absorvemos essas energias e elas alteram sutilmente a nossa respiração, pulsação, pressão sangüínea, tensão muscular, temperatura externa e outros ritmos internos." Segundo Campbell, a música tem o poder de estimular em nós a função imunológica, de regular a secreção dos hormônios relacionados com o *stress*, de mudar a nossa percepção

* Termo de heráldica: ângulo formado por duas barras que, partindo do alto do escudo, vão se alargando ou se afastando para os lados.

do espaço e do tempo, de fortalecer a memória e a capacidade de aprender, de aumentar a produtividade, de intensificar o romantismo, de melhorar a sexualidade, de estimular a digestão, de promover a resistência e a perseverança, de aumentar a receptividade inconsciente ao simbolismo e de gerar uma sensação de segurança e bem-estar. Assim, o som sob todas as suas formas é um elemento imprescindível da nossa vida, de modo que é perfeitamente lógico que nos dediquemos a aproveitar todos os seus benefícios.

O olfato

Os aromas são percebidos e processados por uma parte do cérebro mais primitiva do que a que processa a visão. O sentido do olfato é o nosso sentido mais antigo, e os aromas não passam pelas partes do cérebro que pensam e analisam, mas pelas partes que reagem e funcionam sem a intervenção do pensamento consciente. Assim, resguardadas as diferenças culturais e pessoais, os aromas afetam todos os seres humanos da mesma maneira. Assim como se pode prever o efeito que um remédio vai ter sobre a maioria das pessoas, assim também se pode prever o efeito de um aroma.

O Significado dos Aromas

Aroma	Efeitos
rosa	fortalece o ânimo e o amor
alfazema	acalma; facilita a auto-expressão
louro	estimula a intuição e a inspiração
hortelã	estimula a mente
cedro	diminui o medo
hortelã-pimenta	inspira a criatividade e a atenção
pêra	estabiliza e ajuda a pôr os pés na terra
laranja	gera o otimismo e a adaptabilidade
sândalo	inspira a unidade e a calma
eucalipto	estimula a abertura e a lucidez
gerânio	aumenta a receptividade e a segurança
grapefruit	revivifica; torna mais leve
jasmim	aumenta a harmonia e o desejo
ylang ylang	gera euforia; sensualiza

O tato

Os bebês que não são pegos no colo crescem fracos. Abandonados por suas mães biológicas e postos sob os cuidados de enfermeiras exaustas e sobrecarregadas de trabalho, não recebem toda a estimulação tátil de que necessitam nos primeiros dias de vida e por isso não se desenvolvem de modo tão rápido e harmônico quanto os que recebem amor por meio da atenção física. O contato físico com outros seres humanos é extremamente importante para o nosso bem-estar.

O mesmo se pode dizer de outras sensações táteis. Como as cores, as formas e os aromas, as texturas nos comunicam mensagens. Não obstante, na maior parte das culturas, a pele, que é o nosso maior órgão sensorial, permanece quase toda coberta pelo vestuário. Isso torna ainda mais importantes as sensações táteis que nós chegamos a ter.

OS CINCO ELEMENTOS

No mundo físico, todas as coisas são compostas de três categorias de materiais, sozinhas ou combinadas umas com as outras. Olhe à sua volta e veja se você não concorda que todos os seus bens materiais são feitos de terra, metal ou de coisas que crescem (no feng shui, esse elemento é chamado *madeira*). Até mesmo os plásticos se dividem nessas três categorias, uma vez que são derivados quer da terra, quer do metal. Os outros dois elementos, o fogo e a água, são os catalisadores que moldam tudo o mais. (Por exemplo: o calor endurece a terra e permite que o metal seja manipulado; a água, sob a forma de vapor, é capaz de moldar, ou pode entrar como ingrediente natural das composições materiais, como no caso da argila.)

Cada um dos elementos comunica uma mensagem, e cada um deles pode ser descrito mediante suas associações com as cores, os sons, as texturas, as direções e os aromas. Assim, se você precisa da força do fogo — entusiasmo, energia e estímulo intelectual —, pode fazer uso das cores vermelha ou alaranjada; de um som forte e singular, como o do bater de pratos de metal; de uma textura áspera; de uma vista para o sul; ou de um aroma picante e forte, como o de pimenta em grão. A tabela a seguir descreve a personalidade de cada um dos elementos e os modos pelos quais eles se expressam em nosso mundo físico.

O BA-GUÁ

O ba-guá é o instrumento que se usa no feng shui para explicar como os diversos segmentos de um espaço se relacionam com as diversas mensagens emocionais. O ba-guá divide o espaço em nove áreas: oito seções ao redor da seção central. É possível que você já tenha visto o ba-guá representado sob uma forma octogonal, mas neste livro usaremos a forma quadrada, que se aproxima mais da forma real da maioria dos cômodos e do modo pelo qual percebemos o espaço.

Elemento	Forma	Cor	Textura	Direção	Aroma	Som	Estação
fogo	triângulo	vermelho	áspera	sul	amargo	pratos	verão
terra	quadrado	ocre	firme	centro	floral almíscar doce	tambor	maio e setembro
metal	círculo	brilhante branco dourado prateado cobre	lisa	oeste	acre suave	xilofone piano	outono
água	linhas onduladas	preto azul	tecido de trama larga	norte	etéreo	harpa violino	inverno
madeira	retângulo	verde	granulada	leste	hortelã resinoso	madeiras metais	primavera

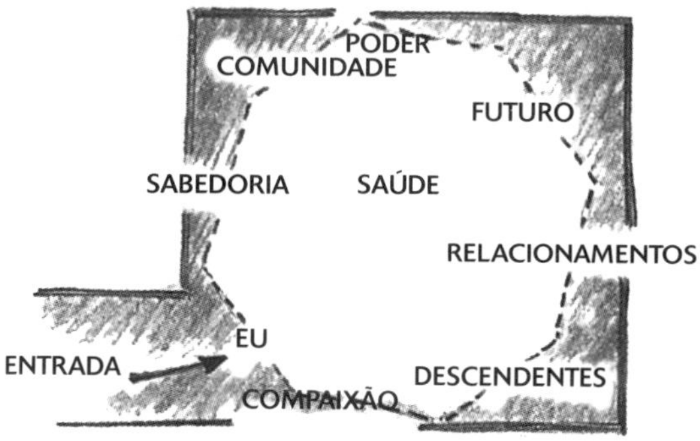

O ba-guá define onde se localizam as áreas emocionais em qualquer espaço fechado.

Para compreender os efeitos específicos que um determinado cômodo tem sobre a sua percepção e a sua vida, sobreponha o ba-guá à planta do cômodo. Se você compreender a sua casa cômodo a cômodo, estará trabalhando mais para promover a mudança do que se sobrepuser o ba-guá à planta da casa inteira de uma vez, pois as pessoas sentem de modo mais intenso os espaços onde se encontram de fato — e não os espaços que estão fora do seu campo de percepção sensorial.

Para sobrepor o ba-guá a um espaço, imagine que o lado do "eu", como é mostrado no diagrama, está bem à frente dos dedos dos seus pés, no momento em que você fica de pé na porta mais usada para entrar num determinado espaço. Se você entra numa sala por um corredor, por exemplo, espere até chegar a um ponto de onde possa ver toda a sala e, então, aplique o ba-guá.

AS ÁREAS DO BA-GUÁ

Cada uma das nove áreas do ba-guá se relaciona com energias emocionais específicas. Se você souber quais são as mensagens emocionais sublinhadas por esses espaços, terá melhores condições para escolher o mobiliário, as obras de arte e as cores que vão compô-los. Na área do futuro, por exemplo (a parede mais distante da entrada), as obras de arte lá expostas devem de algum modo comunicar quais são os seus objetivos, os seus desejos e os seus sonhos para o futuro. Assim, uma tranqüila cena pastoral tem mais relação com um futuro tranqüilo do que uma turbulenta paisagem marítima.

Área do eu

A área ao redor da entrada é a área do eu. Nós enxergamos os espaços a partir de um ponto de vista condicionado pela nossa altura, pela nossa visão e pelas nossas noções preconcebidas. É a partir desse ponto que nós definimos subconscientemente como nos sentimos num determinado espaço.

As coisas colocadas na área do eu refletem o modo como nos sentimos e como queremos que os outros nos vejam.

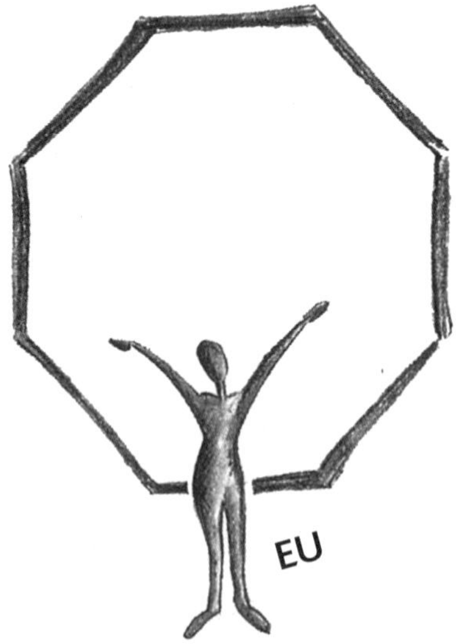

A área do ba-guá relativa ao eu se localiza em torno do ponto mais usado para se entrar num determinado cômodo ou lugar. Essa área influencia a primeira impressão que você tem do espaço e o modo pelo qual você se sente dentro dele.

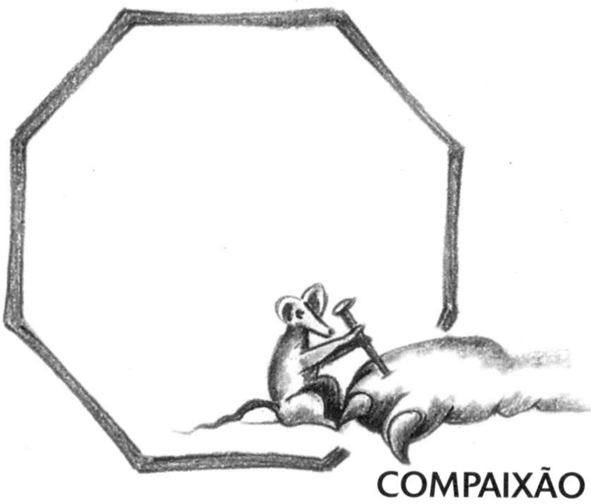

A área da compaixão define como você trata os outros e, por conseqüência, como tende a ser tratado pelos outros.

Área da compaixão

A área da compaixão fica bem à direita do limiar do cômodo, e diz respeito ao modo pelo qual nos relacionamos com os outros. As pessoas que não conhecem um determinado espaço hesitam e viram-se para a direita. Assim, aquele que tem controle sobre o espaço pode criar aí um ambiente acolhedor ou inóspito para as pessoas que entram.

As coisas colocadas na área da compaixão refletem o modo como nos sentimos em relação aos outros.

Área dos descendentes

Nós somos biologicamente programados para fazer o que for necessário para transmitir nossos genes à próxima geração. Assim, o legado que deixamos é uma parte inalienável da nossa consciência. Os "descendentes" podem ser os nossos filhos biológicos ou as pessoas cujas vidas influenciamos significativamente; podem ser também os nossos atos — as coisas que pensamos, ensinamos, escrevemos, construímos ou criamos.

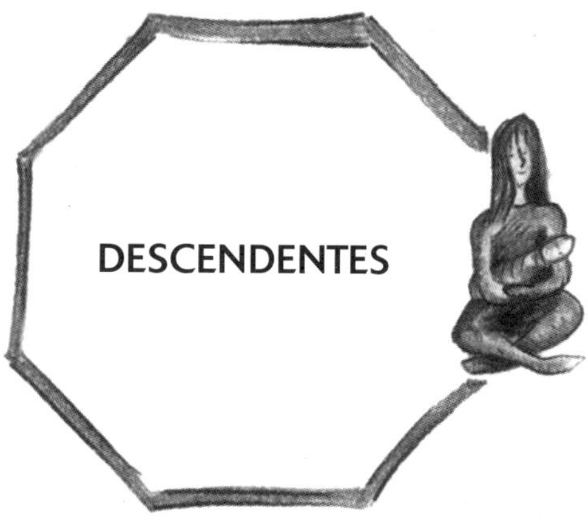

A área dos descendentes revela qual é o legado que você pretende deixar para a humanidade.

As coisas colocadas na área dos descendentes refletem a nossa concepção sobre o que seria um legado valioso.

Área dos relacionamentos

À frente à direita fica a área dos relacionamentos, ligada aos nossos vínculos humanos mais íntimos. O amor e seus benefícios emocionais são elementos desejáveis de uma vida feliz.

As coisas colocadas na área dos relacionamentos revelam a nossa capacidade de amar e ter intimidade com outras pessoas; além disso, podem promover ou diminuir nossos relacionamentos atuais.

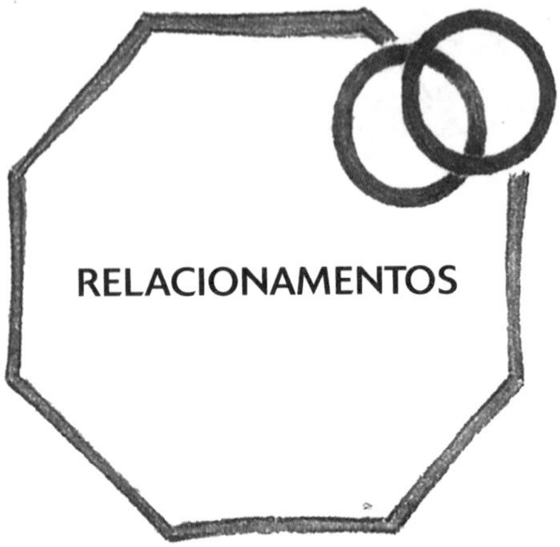

A área dos relacionamentos revela e influencia a força dos seus relacionamentos importantes.

Área do futuro

O futuro se localiza no meio da parede oposta ao ponto de entrada ou área do eu. No tempo, nós avançamos do passado para o futuro.

Nossos desejos para o futuro se refletem nas coisas colocadas nessa área e são fortalecidos por elas.

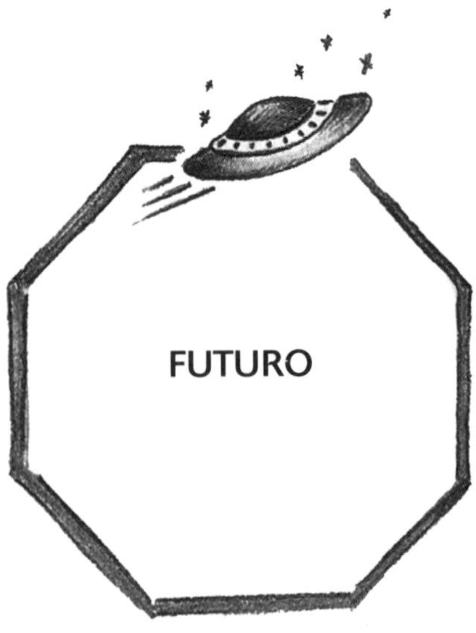

A área do futuro manifesta os fatores que influenciam o seu destino.

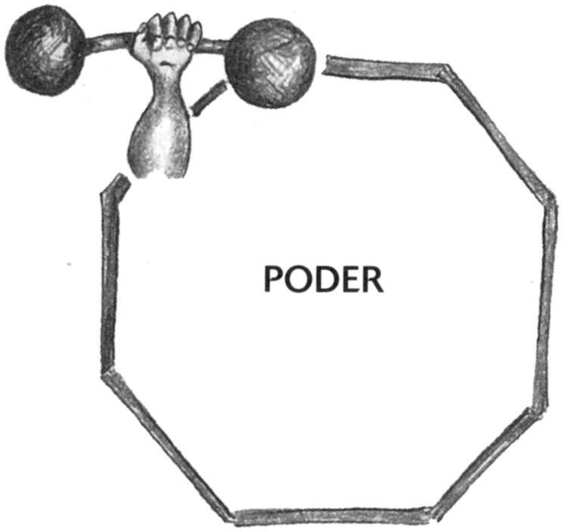

Sua eficiência e seu sucesso são influenciados pelas coisas colocadas na área do poder.

Área do poder

O canto esquerdo mais distante da porta é associado ao poder. Essa área não só revela quão poderoso você se sente, como também pode fazer aumentar o seu desejo de pôr em uso os dons que lhe pertencem.

As coisas aí colocadas espelham os elementos que você deseja fazer crescer na sua vida.

Área da comunidade

A idéia de comunidade engloba todas as pessoas que influenciaram você no decorrer da sua vida. Formada pelos membros da família, pelos professores, colegas de trabalho e amigos, sua comunidade é fluida e está em perpétua expansão.

As coisas colocadas na área da comunidade devem demonstrar que você valoriza o que de melhor recebeu do seu passado. Não pense nas coisas que lhe faltaram ou nos desafios que você não venceu.

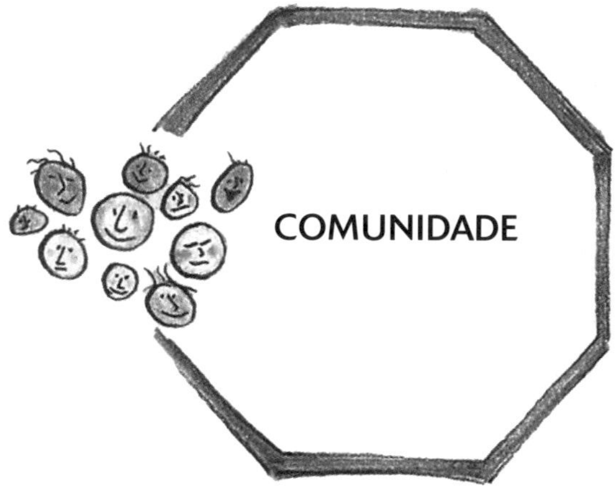

As influências das pessoas e das experiências que moldaram a sua vida se revelam na área da comunidade.

Área da sabedoria

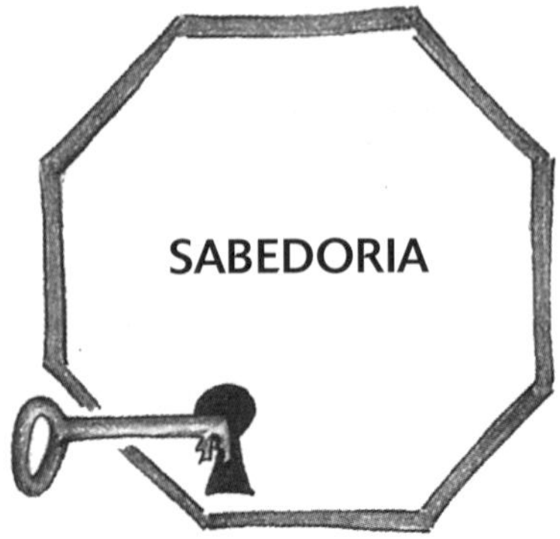

As habilidades necessárias para se adquirir o que é preciso para prosperar se expressam na área da sabedoria.

A sabedoria, mais difícil de alcançar do que o conhecimento, é essencial para permanecermos no caminho de uma vida positiva e gratificante. Existe a sabedoria do corpo, a sabedoria do intelecto e a sabedoria do coração. Todo o nosso agir deve emanar da sabedoria, e jamais da emoção nua e crua, da manipulação, dos impulsos neuróticos e dos simples processos intelectuais.

As coisas colocadas na área da sabedoria refletem a nossa capacidade de lidar com as diversas circunstâncias da vida.

Área da saúde

Todas as nossas experiências são condicionadas pela nossa capacidade de aproveitar os benefícios que a vida nos oferece. Sem a saúde, tudo o mais perde o brilho. A vida sem saúde física, mental e emocional é mais penosa e menos satisfatória. A saúde é um elemento crucial da nossa vida e dos nossos espaços, desde a casa até a nação.

O vazio no centro de uma sala — a ausência de coisas, formas, cores ou luz — pode ser sinal de uma falta de vitalidade na nossa saúde física, mental ou emocional.

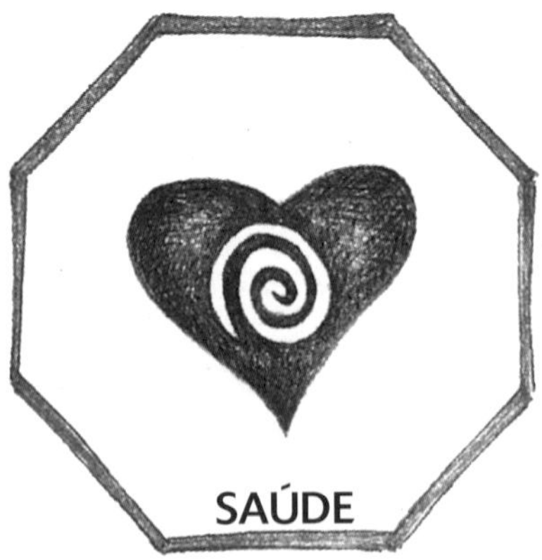

Sua saúde física, mental e emocional é revelada pelas coisas colocadas na área da saúde.

O ba-guá é um instrumento suplementar que aprofunda os efeitos do feng shui. É verdade que este livro não foi escrito para que você se torne um profissional de feng shui, mas o conhecimento dos instrumentos básicos dessa arte lhe dará uma compreensão mais profunda de como as curas propostas nos capítulos a seguir podem estimular a mudança.

2

Soluções para Diminuir a Tristeza e o Desânimo

A tristeza tem muitos graus. Você talvez esteja se sentindo sem energia, talvez duvide de si mesmo, talvez sofra de repentinas explosões de raiva, e todos esses sinais podem ser sintomas de depressão ou desânimo. O feng shui não tem o poder de curar a depressão clínica e outros distúrbios do tipo, mas pode diminuir a intensidade deles ou abrir um caminho para que sejam combatidos e eliminados. Caso a tristeza e o desânimo permaneçam por um período prolongado, não se acanhe: procure a ajuda de um médico.

1. Quais cores têm o poder de alegrar?

O vermelho, o verde e o amarelo

Os objetos da visão representam 70 por cento de todas as informações que nossa mente processa. Por isso, a cor é um dos principais veículos de comunicação. A menos que sua depressão seja determinada por fatores orgânicos, você pode usar as cores para aliviar o desânimo e o negativismo. Na natureza, as cores sempre transmitem uma mensagem coerente com o lugar de onde provêm. O sol, por exemplo, é visto como amarelo. Em virtude dessa associação de imagens, o amarelo leva em si uma mensagem de brilho e esplendor. A luz solar produz em nós um hormônio que gera uma sensação boa, levando-nos a identificar o amarelo ao otimismo. As cores vermelha, verde e amarela transmitem mensagens altamente positivas.

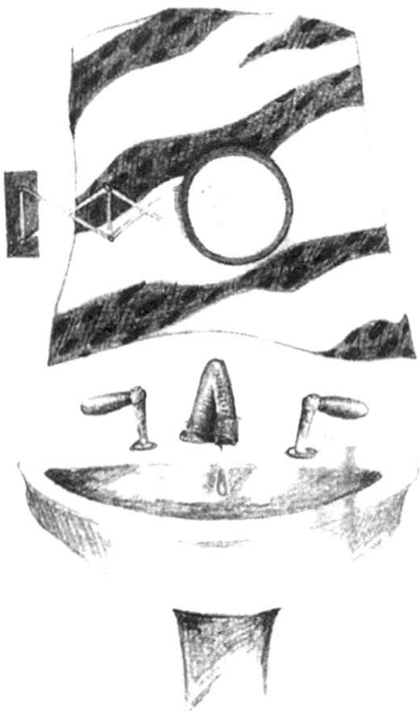

Revestindo a parede atrás da pia do banheiro com as cores vermelha, amarela ou verde, você começará o dia banhado em otimismo.

O vermelho

Não é sem motivo que o vermelho é a cor mais comum entre as flores. As flores de um vermelho vivo estimulam o entusiasmo e a atividade nos pássaros que precisam polinizá-las, por exemplo. Como o vermelho tem o maior comprimento de onda de todo o espectro cromático, ele praticamente se lança na nossa direção e se coloca à frente de todas as outras cores que percebemos. Assim, a estimulação, o entusiasmo e a prontidão para a ação

— a própria antítese do desânimo e da depressão — são elementos intrínsecos da mensagem transmitida pela cor vermelha.

O verde

A clorofila, pigmento que dá cor à maioria das plantas, é verde. A clorofila contém uma enzima que serve como poderoso catalisador do crescimento e do desenvolvimento. Quando a quantidade de clorofila gerada pela fotossíntese diminui, em virtude da diminuição regular da luz solar no inverno, a planta começa a morrer. Aliás, em geral, as folhas das árvores decíduas só caem ao chão quando já não têm em si nenhuma partícula da cor verde. O verde é um sinal de crescimento e renovação e é uma cor necessária como estimulante para o espírito.

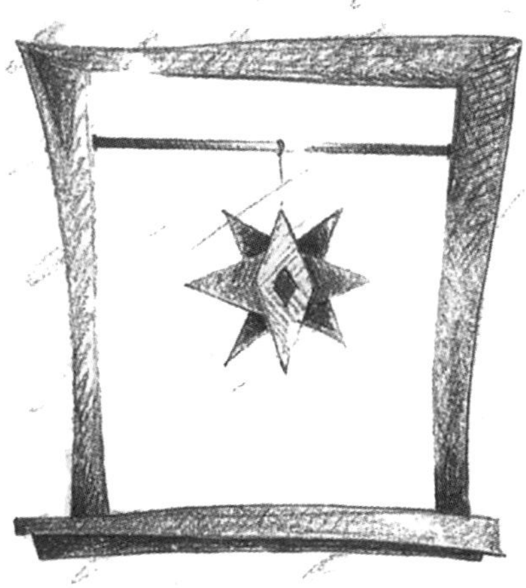

Uma estrela vermelha, verde ou amarela pendurada numa janela estimula o otimismo e inspira uma atitude de ânimo e resolução.

O amarelo

Desde há muito que os cientistas sabem que a luz aumenta o otimismo. O sol é percebido como amarelo e as lâmpadas incandescentes têm um brilho amarelo; por isso, essa cor transmite as características da luz, veiculando o otimismo e a lucidez, que são fatores emocionais imprescindíveis para nos sentirmos animados. O uso do amarelo dentro de casa enche o nosso lar de alegria e júbilo.

Sugestões de Cura

- Cubra o espelho do banheiro com um tecido em que predominem as cores verde clara, vermelha ou amarela sobre um fundo branco. (Pode haver outras cores, desde que não excedam 25 por cento do total.) Instale um espelhinho num braço pantográfico ao lado do espelho coberto para atender às suas necessidades práticas.
- Coloque flores amarelas ou vermelhas, naturais ou de tecido, num vaso vermelho num lugar de destaque no seu quarto, sala, escritório ou cozinha.
- Corte uma estrela em feltro vermelho, verde ou amarelo e amarre nela um fio de náilon. Pendure-a com um ganchinho na travessa superior de uma janela pela qual você costume olhar, como a que fica em frente à sua mesa de almoço ou de jantar.

2. Quais as formas que geram otimismo?

As asnas, os losangos e os triângulos

Todas as cores são vistas dentro de uma forma ou figura. A folha da árvore tem uma ponta triangular; o sol é redondo; a nuvem assume um aspecto amorfo, ameboide; e o tronco da árvore toma a forma de um retângulo. As formas, como as cores, nos transmitem mensagens específicas e têm a capacidade de nos comunicar as qualidades que nos faltam. As asnas, os losangos e os triângulos comunicam otimismo e alegria e nos inspiram ao ânimo.

As figuras de ângulos agudos evocam uma reação mais forte e mais incisiva do que as figuras redondas e de ângulos obtusos. As chamas preen-

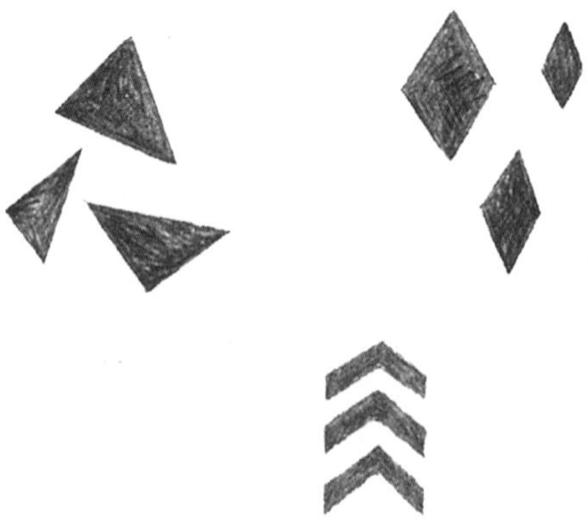

A forma das asnas, dos triângulos e dos losangos estimulam em nós uma energia capaz de vencer a depressão.

chem a atmosfera de uma energia cortante, do mesmo modo que o pinheiro verde e levemente arrogante em meio à paisagem de inverno. Os triângulos emitem a mensagem de que transcendem o ambiente em que se encontram: o fogo, por queimar tudo o que tem ao redor; o pinheiro, por sobreviver ao frio. Do mesmo modo, as asnas estimulam uma sensação de transcendência em relação ao modo como as coisas estão.

Sugestões de Cura

- Pendure um espelho quadrado na diagonal sobre uma parede que você vê com freqüência.
- As colchas indianas e afegãs costumam ter o desenho de asnas. Escolha uma que tenha o predomínio de, pelo menos, uma das cores do otimismo — vermelho, verde ou amarelo — e ponha-a sobre um sofá ou nos pés da sua cama.
- Nas mesas baixas, disponha acessórios e bibelôs em grupos de três, formando triângulos.

3. Qual é a forma ou o desenho que estimula você a descartar as formas habituais de pensamento e adotar formas novas?

Listras

Para superar a depressão, você precisa perceber a presença de novas possibilidades à sua frente. Para descobrir essas possibilidades, uma das coisas que você pode fazer é fortalecer a crença de que você é capaz de converter a sua situação atual na situação em que você deseja estar.

A mudança é inerente a todas as coisas. Até mesmo uma rocha, considerada imutável, muda com o tempo. Na natureza, a mudança é sempre acompanhada pelo crescimento. Para promover as mudanças interiores, das quais em muitos casos depende o alívio da depressão, você deve se rodear das características da mudança. Como toda vegetação cresce para cima e para os lados, a figura retangular é a forma associada à mudança e ao crescimento. As linhas verticais levam vantagem sobre as horizontais, pois é mais freqüente, na nossa mente, a associação do crescimento com um progresso vertical do que com um progresso horizontal.

Por isso, o uso de linhas e listras verticais e o hábito de cuidar de plantas são meios para introduzir no seu ambiente a energia da mudança.

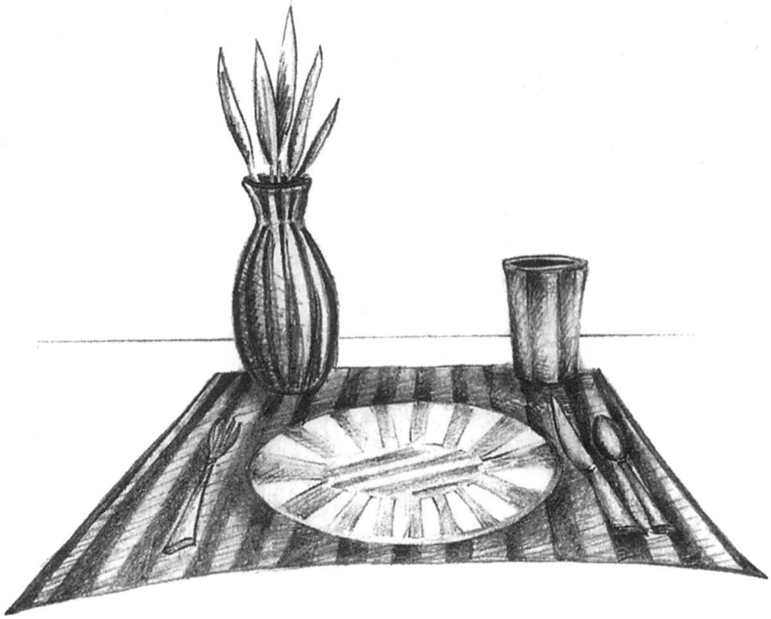

Um jogo de jantar americano com listras pode ajudar você a se libertar dos hábitos antigos e arraigados e a adquirir hábitos novos e mais saudáveis.

Sugestões de Cura

• Adquira algumas plantas de crescimento rápido (três plantas são uma boa pedida), de folhas bem compridas, e coloque-as naqueles lugares da sua casa em que você costuma se sentar para descansar. As plantas não apresentam somente o benefício da cor verde (veja a Pergunta 1) como também exibem suas linhas verticais. Com efeito, as plantas têm um triplo efeito sobre a psique, por meio das cores, das linhas e da luz. Caso você considere insuficientemente iluminado o local onde você se senta para descansar, desloque sua cadeira para mais perto de uma fonte de luz, de modo que tanto você quanto a planta possam crescer. O ato de ter plantas em casa e de cuidar delas pode desencadear sentimentos que acabam por sobrepujar a tristeza.

• Compre um jogo americano de jantar com uma toalhinha, um guardanapo, um copo, um prato e um vaso, todos listrados. Use o jogo todos os dias e ponha no vaso listrado algumas folhas das suas plantas.

• Compre alguns tecidos com listras e use-os para revestir almofadas, ou simplesmente cobrir o sofá e as poltronas.

4. Qual é a mudança mais simples que você pode fazer em casa para combater a depressão comum?

Luz

Todos sabem que um passeio ao ar livre num dia ensolarado nos transmite uma agradável sensação de bem-estar. Com efeito, a luz é um fator vivificante e contribui poderosamente para elevar os ânimos. No livro *Light: Medicine of the Future*, o cientista Jacob Liberman afirma que a luz afeta todos os órgãos do nosso corpo. Segundo ele, sem a luz, nós literalmente feneceríamos e morreríamos.

Em *The Power of Place*, Winifred Gallagher fala de um estudo recente que constatou que o índice de depressão entre os nativos do Alasca é muito menor do que entre as pessoas que se mudaram para lá. Segundo esse estudo, o fator que contribui decisivamente para o baixo índice de depressão en-

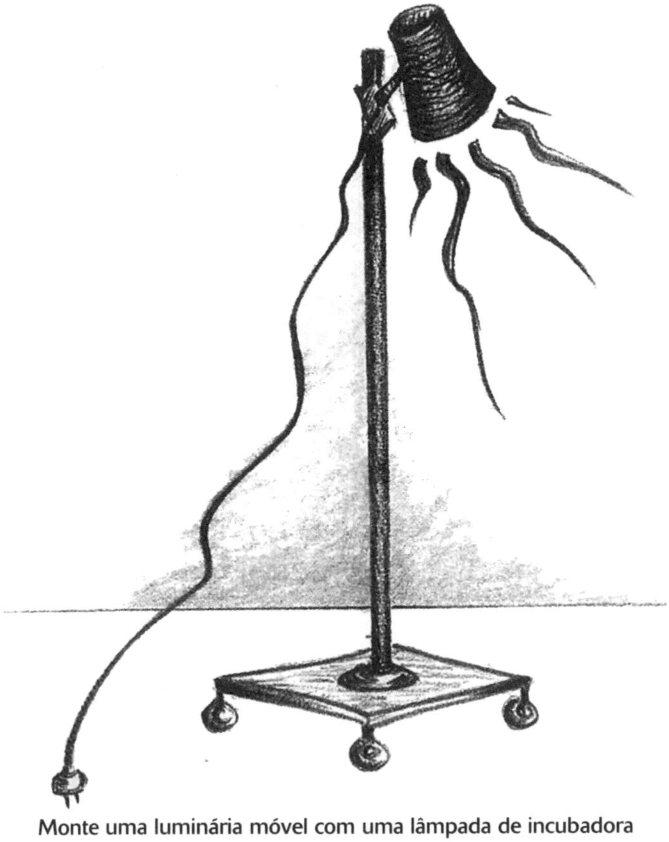

Monte uma luminária móvel com uma lâmpada de incubadora para ajudar você a sair da fossa.

tre os nativos é o fato de que, nas poucas horas de claridade durante o inverno, eles passam o máximo possível de tempo fora de casa. Em vez de seguir o horário normal de trabalho, com uma hora para o almoço e uma pausa para o café, os nativos do Alasca aproveitam ao máximo a luz natural para brincar e se divertir em atividades ao ar livre enquanto o sol está no céu.

Sugestões de Cura

• Compre uma lâmpada de incubadora — numa loja de produtos para animais (são as lâmpadas usadas nos aquários), ou numa loja de produtos para jardinagem — e fixe-a numa base móvel semelhante à usada nos hospitais para prender as garrafas de soro. Como a luminária assim montada será móvel, use-a quando estiver trabalhando à escrivaninha, lendo em sua poltrona ou em qualquer espaço onde você pretenda ficar por mais de meia hora. O uso mínimo recomendado é de quatro horas por dia. Caso a construção de uma base móvel exceda a sua capacidade manual, tente usar uma simples luminária de mesa com a lâmpada de incubadora. Leve-a consigo à medida que for mudando de lugar dentro da casa ou do escritório.

• Faça pequenos passeios ao ar livre durante o dia. Seu objetivo deve ser o de dar, a cada dia, três caminhadas de dez minutos cada uma. Se você não se sente motivado a sair de casa a menos que tenha um "bom" motivo, coloque no seu caminho pequenas plataformas suspensas para alimentar os passarinhos, nas quais você tenha de repor o alpiste regularmente; passeie com seu cachorro ou com o cachorro de um vizinho; ou coloque sua caixa de correspondência num local mais distante de casa.

• Mude a mesa da cozinha, a escrivaninha ou qualquer poltrona ou cadeira que você use com freqüência, para perto de uma janela que dê para o norte ou para o leste.

5. Qual é a maneira mais simples de revigorar e revivificar um ambiente?

Um ventilador

Uma das deficiências dos espaços internos é a falta quase total de movimentação do ar. As brisas e correntes de ar contrapõem-se à sensação de tédio e solidão. Como a pele é o nosso maior órgão sensorial, a falta de movimentação do ar piora em muito a sensação de isolamento que é um dos principais sintomas da depressão. Toda ação gera uma reação, e o ambiente que muda e está sempre a transpirar novos estímulos nos revigora.

Sugestão de Cura

Instale *timers* (aparelhos que ligam e desligam os eletrodomésticos em horas especificadas) em pequenos ventiladores de mesa e espalhe-os pela sua casa. Aponte cada um deles para objetos que se movimentem com o vento, como uma planta, por exemplo, de modo que, ao passar pelo local, você não só sinta o movimento do ar como também veja e ouça o movimento do objeto. Coloque um ventilador aos pés da cama e deixe-o preparado para ligar vinte minutos antes de o despertador tocar. O movimento sutil dos lençóis energizará o processo de despertar. Coloque outro na cozinha, preparado para lançar ar sobre um objeto móvel logo antes de você entrar para preparar a principal refeição do dia. Programe um ventilador no vestíbulo de entrada para ligar na hora em que você costuma chegar em casa do trabalho, e coloque ainda outro no lugar onde você costuma ficar entre as três e as cinco da tarde. Por fim, depois do jantar, programe um ventilador para ficar ligado por uma hora e meia na sua sala de estar ou equivalente.

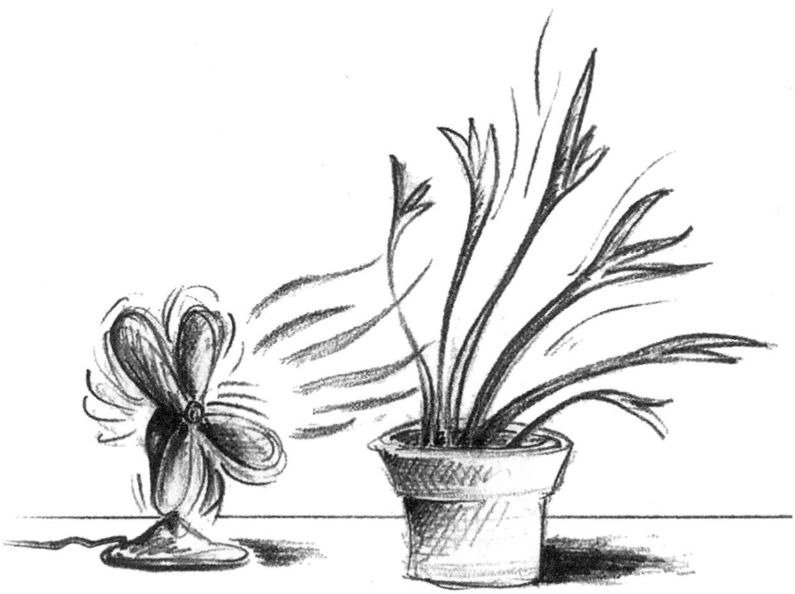

Coloque um ventilador direcionado para uma planta.
O movimento dá leveza emocional a um ambiente
em que tudo o mais está parado.

6. Qual é a estação de TV que tem o poder de fazer com que você não se sinta tão isolado?

O canal do tempo

As pessoas cuja depressão aumenta quando ficam sozinhas podem se beneficiar ao ouvir vozes humanas no ambiente em que se encontram. Em geral, a programação dos canais de TV é repleta do som antinatural dos aplausos "enlatados" e de comerciais barulhentos. É verdade que o hábito de assistir à televisão pode suprimir os sentimentos negativos e substituir de certa maneira a companhia de outras pessoas, mas é um passatempo passivo que, no geral, não inspira as pessoas a dar início às atividades que, estas sim, têm o poder de aliviar muitas formas de depressão. Por isso, se o televisor ficar ligado num canal cujas vozes não o atraiam para ver o que está passando, você terá os benefícios da sensação de companhia e poderá ao mesmo tempo se dedicar a outras coisas.

A mudança regular dos locutores que falam nos canais de previsão do tempo enche a casa de uma gostosa sucessão de vozes masculinas e femininas no decorrer do dia e, ao mesmo tempo, não é feita daqueles diálogos cheios de suspense que levam quem os ouve a prestar atenção no que está sendo dito.

Sugestão de Cura

Ligue o televisor num canal de previsão do tempo quando estiver se sentindo sozinho ou solitário.

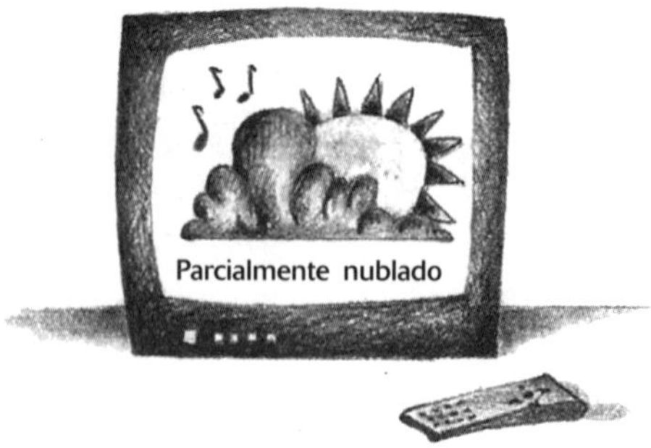

O canal do tempo tem vários apresentadores que vão se sucedendo no decorrer do dia, cujas vozes, a intervalos, podem diminuir a sensação de solidão.

7. Quais são as texturas que o estimulam à ação?

As texturas associadas a lembranças positivas e as texturas especialmente características

Uma toalha esfregada vigorosamente nas costas depois do banho promove a circulação, uma superfície firme sob os pés dá a sensação de estabilidade, e o toque da seda contra a pele parece frio; do mesmo modo, todas as outras texturas suscitam emoções.

Quais são os tecidos de que você mais gosta? A sensação de lençóis recém-lavados e passados faz com que você se sinta acolhido e protegido? A trama aberta de uma toalhinha de crochê posta sobre o braço do sofá o lembra de um parente de quem você gosta muito? O contato pegajoso do revestimento plástico de uma poltrona sobre a parte de trás de suas pernas traz-lhe à lembrança a programação de artes e ofícios de um acampamento de verão? Para cada pessoa, certas texturas estão associadas a certas lembranças positivas. Quais são as texturas que você pode reproduzir e que podem transportá-lo de volta a acontecimentos positivos do passado?

Se você tem dificuldade para evocar lembranças, escolha algumas curas genéricas dentre as que se seguem.

Sugestões de Cura

Escolha, da tabela a seguir, a textura e o local que mais se adaptam à sua situação.

TEXTURA	O QUE ELA EVOCA	ONDE COLOCAR
sedosa	suavidade, frescor	fronha, almofada num sofá
felpuda	estimulação, prontidão	tapetes na entrada dos quartos, toalhas
aveludada	experiências eróticas e luxuriosas	almofadas no sofá, guardanapos
áspera	ação, motivação	almofada de escrivaninha, piso de banho feito de junco-da-índia
trama aberta	oportunidade, decisão	cortinas, tapetes

8. Quais os aromas que estimulam à ação?

Aromas ígneos

Os aromas provocam toda uma série de reações emocionais, intelectuais e físicas. Quando você precisa de uma ignição para mudar hábitos de comportamento que não estão colaborando para fazê-lo feliz, recorra aos aromas associados ao fogo. O feng shui divide todas as coisas em cinco grupos, correspondentes aos cinco elementos: fogo, terra, metal, água e madeira. Cada elemento tem uma personalidade e todas as coisas classificadas sob um determinado elemento adquirem a personalidade dele. O elemento fogo estimula a ação e a reação.

Quando está deprimido, você se sente cansado e sem energia. Nesse caso, o aroma de elemento fogo é o aroma apropriado para ser espalhado pela sua atmosfera.

Sugestões de Cura

- Os seguintes aromas são considerados do elemento fogo:

  Limão

  Erva-cidreira

  Rosa

  Jasmim

  Gengibre

  Louro

  Alecrim

  Chá

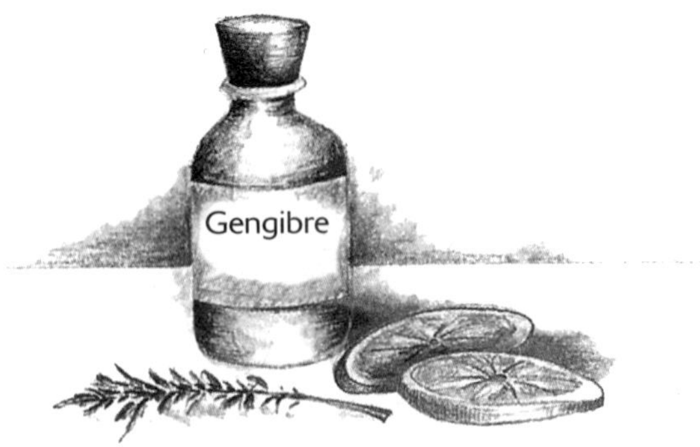

Os aromas do gengibre, do limão e do alecrim contam-se entre os que estimulam e dão energia.

Antes de escolher um aroma, vá a uma loja que tenha um grande estoque de óleos essenciais e cheire cada um deles. Cada pessoa tem suas preferências, baseadas nas experiências passadas com os cheiros; e, muitas vezes, um determinado aroma estimula lembranças positivas ou negativas específicas. Escolha o aroma que lhe parecer o melhor.

• O aroma escolhido deve ser usado em pequenas doses e repetido muitas vezes. No nosso nariz há uma enzima que faz enfraquecer os aromas depois de um curto período; por isso, você precisa sentir esse cheiro várias vezes. A melhor maneira de usar o aroma consiste em aspirá-lo diretamente do frasco ou de uma bolinha de algodão encharcada de óleo essencial. Mantenha o frasco ao seu lado. Se você passa muito tempo escrevendo ou falando ao telefone, por exemplo, dê uma cheirada no aroma toda vez que pegar a caneta ou o telefone. O contato direto com o aroma é o que dá os melhores resultados.

O ambiente físico pode ser de grande ajuda na cura da depressão, desde que esta não tenha uma causa orgânica. Em geral, a tristeza e o desânimo são estados yin dos quais é muito difícil sair. A maioria das curas aqui sugeridas são yang, concebidas para promover a estimulação necessária para prevenir ou eliminar a tristeza.

3

Soluções para Diminuir o *Stress*

O *stress* pode ser definido como um estado de tensão produzido por problemas de relacionamento, expectativas muito altas e irreais, uma vida demasiado corrida ou o excesso de privações. Hoje em dia, o *stress* chegou ao nível de epidemia, pois as pessoas vivem cada vez mais nervosas e preocupadas. O *stress* pode se manifestar sob a forma de um hábito autodestrutivo, de um pavio muito curto, de uma doença física ou de uma sensação geral de descontentamento. Todas as idéias apresentadas neste capítulo podem ser benéficas, em alguma medida, para aliviar o *stress*.

9. Quais os sons que podem dissipar o stress?

A diversidade de sons da natureza

No decorrer da maior parte de nossa história, nós, seres humanos, fomos caçadores, coletores e agricultores, e passávamos quase todo o tempo ao ar livre. Nossos sentidos se desenvolveram para nos permitir perceber a aproximação de estranhos, proteger-nos das ameaças e também tirar a máxima vantagem da generosidade da natureza. Lá no fundo, ainda estamos "programados" para querer ouvir os sons do ambiente que nos rodeia. Quando estamos distantes dos sons intermitentes do mundo natural, nossa atenção subconsciente se volta naturalmente para os nossos problemas.

Uma atmosfera sem sons naturais nos dá não só a sensação de desproteção como também a de isolamento. Fomos criados para viver em comunhão com os outros num ambiente animado. Quando, pelo contrário, ficamos isolados, ficamos também sujeitos ao *stress*. O *stress*, desse modo, pode ser visto como uma conseqüência da privação de estímulos sensoriais adequados.

Os objetos que vemos e ouvimos no mundo natural estão tão profundamente gravados na nossa psique que a maioria das pessoas se sente mais viva só de estar fora de casa e ouvir o canto dos passarinhos, o farfalhar das folhas movidas pelo vento e o escorrer da água sobre as rochas e a terra. Quando isolados no silêncio ou artificialmente postos em contato com sons que nada têm a ver com a natureza, como o zunido mecânico dos aquecedores, geladeiras e aparelhos de ar condicionado, o barulho de máquinas ou o ruído dos carros que passam, nós muitas vezes perdemos a tranqüilidade e a calma que a natureza tão prontamente nos proporciona.

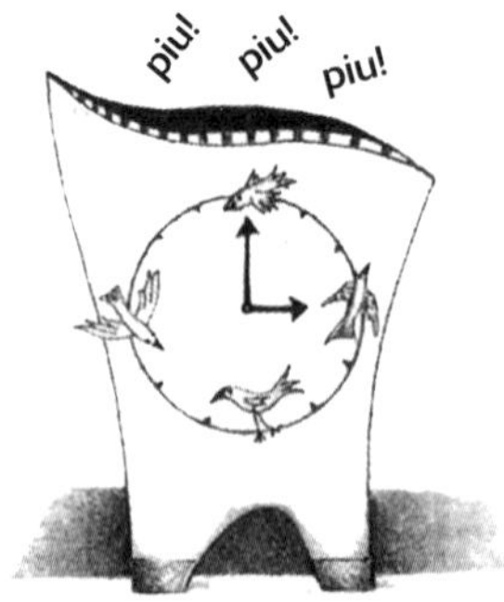

Um relógio que anuncia as horas com o canto de passarinhos traz para dentro de casa os sons da natureza e pode gerar uma sensação de bem-estar.

Sugestões de Cura

• Escolha uma fita ou CD que use a natureza como instrumento musical. Qualquer boa loja de discos ou de produtos alternativos poderá lhe dar as sugestões mais atuais. Enquanto escrevo este livro, tenho ouvido o Volume Um da série Dan Gibson's Solitudes, *Canoe to Loon Lake/Dawn by a Gentle Stream* (produzido por Dan Gibson's Productions para Eddie Bauer, Redmond, WA, fabricado e distribuído por Holborne Distributing Co., Mount Albert, Ontário, Canadá), que se centra no delicioso som da água escorrendo sobre as pedras e ao redor de troncos e ramos de árvores. Toque os sons da natureza duas vezes por dia, uma vez pela manhã logo ao acordar, para dar um tom de harmonia ao dia, e outra vez entre as quatro e as seis da tarde ou no fim do seu dia de trabalho e no começo do seu tempo de relaxamento noturno.

• Compre um relógio que bata as horas com o canto de passarinhos.

• Ponha uma fonte ou um aquário na sala que você usa para relaxar.

• Direcione um ventilador para uma planta, a fim de ouvir o farfalhar de suas folhas.

10. Quais as cenas e cores que fazem baixar a pressão sangüínea?

Um azul médio ou a cor da água

Os seres humanos começam a vida flutuando por nove meses numa bolsa de líquido. Dentro de um útero sadio, nada falta ao feto do que ele precisa. Assim, no nível mais profundo do nosso ser, existe uma associação entre a água e o equilíbrio e a harmonia.

Os cientistas fizeram seus experimentos e determinaram que a cor azul pode baixar a pressão sangüínea e reduzir as reações devidas ao *stress*. O azul é a cor do eu e leva os que o vêem a ficar introspectivos e pensativos. Por isso, estar junto a uma cena aquática ou contemplar a cor azul são soluções simples que podem desencadear a eliminação da sensação de *stress*.

Sugestões de Cura

• Pendure na parede uma paisagem marinha, especialmente num ambiente que o deixa estressado.

• Pinte o cômodo de azul-claro.

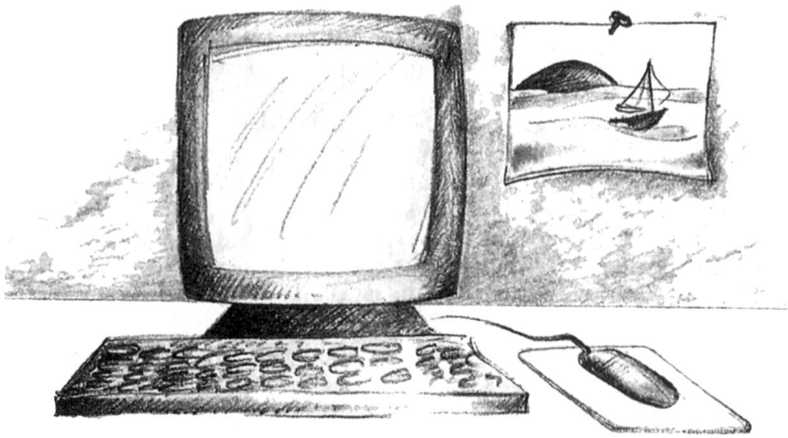

Ponha na parede uma pintura ou uma foto de uma cena calma para reduzir o *stress* naqueles lugares onde você costuma ficar mais tenso.

• Ponha uma colcha azul sobre uma poltrona ou um sofá à sua frente, no lugar onde você costuma ficar por mais tempo.

• Faça um biombo, usando uma placa de isolante termoacústico (um material leve e fácil de usar) ou outro material. Depois de estruturá-la, pinte-a com uma esponja em tons de azul e posicione-a de modo a ocultar da sua vista as cores ou cenas estimulantes, como uma área de trabalho ou uma rua movimentada.

11. Qual é a cor capaz de diminuir a sensação de euforia?

O rosa (se esse nome lhe soar excessivamente feminino, chame-a de salmão ou adobe)

Depois da Segunda Guerra Mundial, a Marinha norte-americana patrocinou uma pesquisa para descobrir se as cores têm o poder de mitigar o comportamento agressivo. O estudo baseou-se no registro das diferentes reações de detentos numa instituição para delinqüentes juvenis, que, postos na sala de detenção provisória, em geral estavam sempre nervosos. A sala foi pintada sucessivamente de diversas cores. O verde, normalmente associado à vegetação e ao ar livre, foi a primeira tentativa, mas não mudou o comportamento dos detentos. Tampouco o fizeram o azul, o amarelo e o branco. O rosa, porém, que foi a última cor experimentada, produziu reações notáveis. Com efeito, depois de vinte minutos na sala rosa de detenção provisória, um número estatisticamente significativo de jovens chegou até a dormir. Parece que o rosa suscita um estado de relaxamento, até mesmo em condições naturalmente tensas.

Sugestões de Cura

Use o rosa para atenuar as situações de *stress*:

• Você não consegue ficar quieto e relaxar? Pinte na cor salmão a sala em que você costuma passar mais tempo.

• Você tem dificuldade para pegar no sono? Pinte o teto do seu quarto num tom de rosa, como o salmão, o adobe ou o coral.

• Seus familiares ficam histéricos quando se reúnem na mesma sala? Use tons de salmão para emoldurar os quadros pendurados em sua sala de estar, e espalhe pela sala algumas luminárias em tons de rosa.

• A família discute na mesa de jantar? Ponha no centro da mesa um buquê de flores cor-de-rosa, ou use uma toalha de mesa da mesma cor; ou, por fim, forre a sala com tapetes em tons de rosa.

12. Quais as cores que você deve evitar quando estiver tenso?

A combinação de vermelho e verde

Como um elástico esticado até arrebentar, o *stress* vai impondo sua carga sobre o nosso organismo até o momento em que entramos em colapso e ficamos incapazes de lidar adequadamente com as diversas situações da nossa vida. Uma vez que 70 por cento das informações que captamos são absorvidas pelos olhos, é inevitável que as cores tenham grande influência sobre a nossa vida cotidiana.

Os objetos da natureza são coloridos de tal modo que sua energia intrínseca se expressa na energia vital que deles emana. O lado negativo da cor vermelha, cor do elemento fogo, por exemplo, é que ela é volátil, explosiva e potencialmente ameaçadora. A cor verde estimula o crescimento e a mudança, mas, aliada ao lado negativo do vermelho, pode evocar e provocar uma excitação contínua, um perpétuo movimento de ação e reação — um estado emocional que não é benéfico quando o que se quer é calma e tranqüilidade.

Sugestões de Cura

• Se na sua casa houver tecidos e paredes verdes e vermelhas e você não quiser cobri-los, pintá-los ou retirá-los, acrescente a essa combinação a cor amarela. O amarelo sobrepuja ou mitiga a mensagem dissonante da combinação de verde e vermelho e a torna mais fácil de se lidar. Acrescentando a mensagem de iluminação e otimismo, ele se contrapõe à veemência e à intensidade dessa combinação.

• Acrescente a cor amarela, colocando almofadas amarelas sobre um sofá vermelho e verde.

• Coloque um vaso com flores amarelas na frente do papel de parede vermelho e verde.

13. Quais são as formas que intensificam o stress?

Os triângulos, os losangos e as asnas

A forma vem logo depois da cor como potencial fator de *stress* num ambiente. Assim como as cores (ver a Pergunta 12), todas as formas assumem a personalidade das coisas com as quais se relacionam na natureza. Entretanto, a reação às formas e às cores depende do estado emocional.

Considere a forma de uma chama: a forma triangular. Quando você está deprimido, essa forma o instiga à ação; mas quando você está tenso, tende a sentir mais o aspecto desafiador do triângulo. O triângulo, forma do fogo, pode não ser benéfico para as pessoas estressadas, exatamente porque as move à ação num momento em que precisam se acalmar. Os triângulos, as pirâmides, os losangos e as asnas são todas formas que geram instabilidade nas pessoas estressadas, e por isso devem ser evitadas.

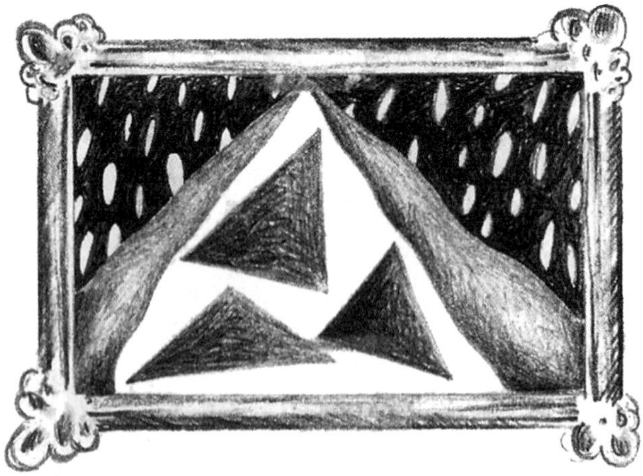

As pinturas com predominância de formas triangulares são um fator de *stress* e devem ser removidas do ambiente quando o que você quer é relaxar.

Sugestões de Cura

- Faça uma "operação pente fino" em sua casa e remova dela todos os conjuntos de três objetos. O número três sugere o triângulo.
- Remova todas as pinturas, colocadas em lugar de destaque, nas quais figurem triângulos, asnas e losangos.

14. Quais os tipos de luminosidade que prejudicam o relaxamento?

As luminárias de teto

Em geral, uma única luz forte situada no teto dá a impressão de luz do dia. Durante o dia, o corpo está ativo, pois é durante as horas de luz que a nossa espécie deve trabalhar para sobreviver. Aliás, quando cai a noite, são liberados no nosso corpo hormônios que causam o sono.

As luminárias de teto que geram uma luz difusa imitam a luz do dia e, na verdade, nos impedem de relaxar.

Sugestões de Cura

- Desligue as luminárias de teto e só use abajures com lâmpadas incandescentes.
- Direcione as luminárias de teto para quadros na parede ou para uma porta.
- No cômodo em que você passa a maior parte do seu tempo, ponha uma luminária que projete a luz na forma de um cone.

15. Qual é a cor que, na parede, causa tensão e deve, portanto, ser evitada pelos estressados?

O Branco

O branco reflete todas as cores e, por isso, gera uma sensação de intensidade que pode causar o *stress*. Quando você vê uma cor específica, tem acesso a todo o vocabulário emocional que a acompanha; porém, o branco força você a reagir sem obrigá-lo a se mover numa direção específica. Trata-se de uma intensidade que força a sua mente a trabalhar. O branco o faz pensar sem parar. É óbvio, portanto, que essa não é a cor mais adequada para se ter ao redor quando o que se deseja é relaxar.

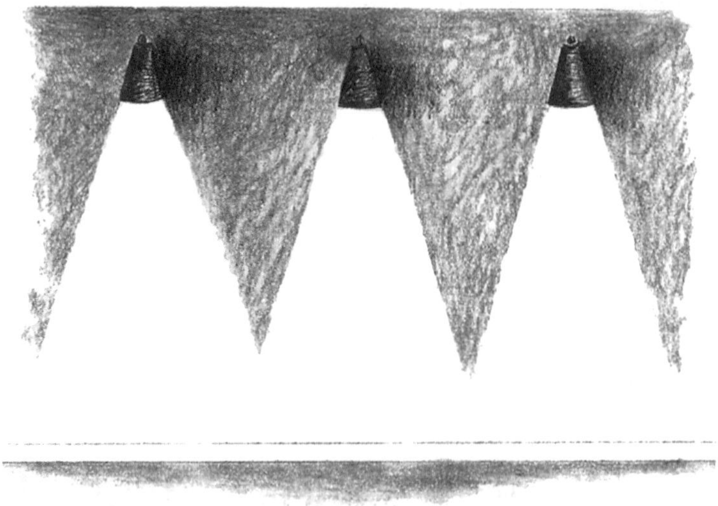

Os *spots* de parede ou de teto com lâmpadas coloridas de baixa potência, separados por distâncias de pouco mais de dois metros, podem produzir uma atmosfera yin, propícia ao relaxamento.

Sugestão de Cura

Se as paredes da sua casa são brancas e você não tem condições de repintá-las, compre várias luminárias, uma para cada dois metros e meio de parede, e instale-as com lâmpadas coloridas nas paredes que você mais vê, para dar cor ao branco. Eis algumas opções de cor:

O rosa, para relaxar antes de dormir.

O azul, para conseguir se concentrar nas questões que o interessam.

O alaranjado, para aumentar a sua capacidade de se relacionar e cooperar com as outras pessoas.

16. Qual é o melhor aroma para relaxar?

A alfazema

A alfazema é, de modo geral, o melhor aroma para promover um estado de tranqüilidade. Entretanto, o segredo está em saber onde acender o incenso ou espalhar a fragrância.

É verdade que os aromas, como as cores e formas, têm algumas qualidades genéricas, mas sempre é importante levar em conta as experiências pessoais que você teve com um determinado aroma. Digamos que você tenha tido uma tia desagradável, arrogante e dominadora que usava um determinado

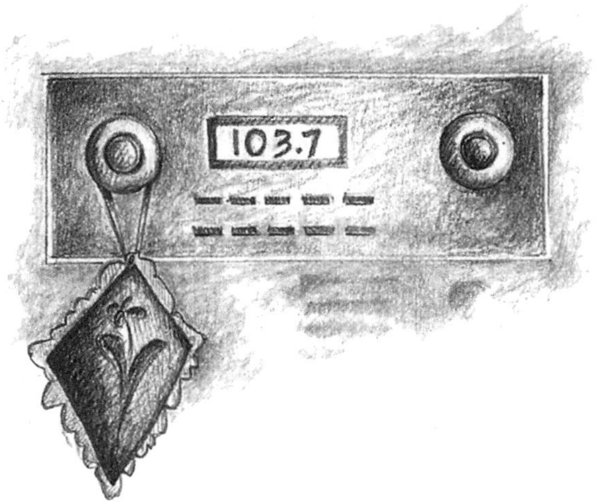

Use no ambiente um sachê de alfazema nas horas mais difíceis para o seu corpo, entre as três e as seis da tarde, onde quer que você esteja, até mesmo no carro.

perfume com um ingrediente predominante — almíscar, por exemplo. Por mais popular que seja esse aroma, você não será capaz de reagir a ele de maneira positiva. Por isso, embora eu sugira o aroma de alfazema como o mais adequado para acalmar o espírito, a mente e o corpo em certos momentos do dia, só o use se tiver certeza de que ele não evocará reações desagradáveis.

Sugestões de Cura

- Ligue um difusor de aromas num *timer* para espalhar a fragrância de alfazema no mesmo instante em que o seu despertador tocar. Em vez de acordar sentindo-se apressado e tenso, esse aroma o fará sentir-se acolhido pelo dia que está começando.

- No segundo período mais tenso do dia, entre as três e as cinco da tarde, quando o corpo já está sem forças, às vezes sentimos a necessidade de comer e beber para aliviar a tensão e o cansaço. Em vez disso, passe um pouco de óleo da alfazema na ponta do nariz ou pendure um sachezinho de alfazema num lugar discreto, no carro, por exemplo, para que ele espalhe sua fragrância tranqüilizante enquanto você vai para casa.

- Mais tarde, para dar um tom de relaxamento à noite, acenda um incenso de alfazema ou velas de alfazema.

- No final de um dia particularmente tenso, tome um banho de banheira e ponha na água flores de alfazema, ou óleo da mesma planta, ou use sabonete de alfazema.

17. Qual é o tipo de ambiente que pode ajudar você a relaxar?

Um ambiente yin

Para diminuir a sensação de euforia, é importante rodear-se daquilo que nós, no feng shui, chamamos de um *estado yin*. Toda atmosfera yin — como a de um museu ou de uma igreja, por exemplo — gera uma certa imobilidade e uma sensação de serenidade. Os espaços yin são um sopro de tranqüilidade e paz, e encorajam você a relaxar e sossegar.

Sugestões de Cura

Devem-se instalar acessórios yin nos espaços que você usa com freqüência.

Cozinha

- *Spots* debaixo dos armários, e não no teto.
- Se as bancadas forem muito brilhantes, cubra a maior delas com uma toalha de mesa lavável, de tom pastel, colocada de través, ou com uma tábua de cortar legumes.

Quarto

- Jogue uma colcha de cor pastel sobre a cama.
- Use uma fronha de uma cor pastel clara.
- A parede à frente da cama, para a qual você olha quando se senta na cama, não deve ser pintada nem recoberta de cores contrastantes.

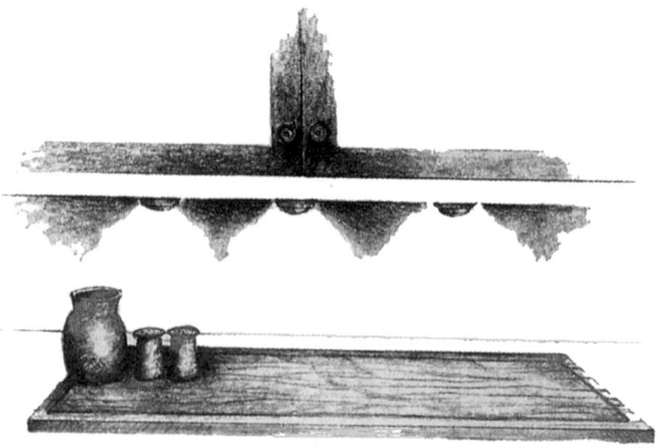

Para criar uma atmosfera yin ou relaxante na cozinha, instale luminárias debaixo dos armários de parede, não no teto. Cubra as superfícies mais brilhantes com um objeto de cor pastel, como, por exemplo, uma grande tábua de madeira para cortar legumes.

Sala de Estar

• Cubra a mesa de centro de vidro com uma peça de tecido quadrada de tom pastel.

• Se não puder mudar a cor da pintura, use uma iluminação fraca ou instale algumas lâmpadas coloridas para mudar um pouco as cores existentes.

18. Qual é o som que pode ajudar você a se sentir tranqüilo e despreocupado?

Uma batida regular e coerente

As pesquisas científicas nos mostram que, quando filhotes de macacos foram criados por dois tipos de mães substitutas — as duas eram feitas de tela de galinheiro enrolada com uma toalha, mas uma delas tinha por dentro um relógio que batia, e a outra, não —, os macaquinhos "criados" pela mãe com o relógio dentro cresciam mais e ficavam menos irritadiços do que os "criados" pela mãe sem o relógio. A única variação era o som do relógio. Esse experimento científico demonstra que o som das batidas do coração, ou um som semelhante a ele, gera uma sensação de bem-estar físico e mental.

No útero, o primeiro sentido desenvolvido pelo feto é o da audição. Por isso, não admira que a constância de uma batida repetitiva e regular nos tranqüilize.

Sugestões de Cura

• Adquira um relógio que bata os segundos e coloque-o num lugar onde você possa ouvi-lo de toda a casa.

• Ponha em casa uma fonte cuja água não escorra, mas pingue.

• Quando você quiser se sentir seguro, ponha um metrônomo para bater no lugar onde você estiver.

19. Que forma deve ter o caminho que leva à porta para que você fique com a mente tranqüila ao voltar para casa?

Curvo

Quando a água escorre sobre uma superfície plana, ela vai fluindo cada vez mais depressa. Do mesmo modo, quando andamos numa reta, tendemos a caminhar cada vez mais depressa. Quando o caminho que leva à porta de ca-

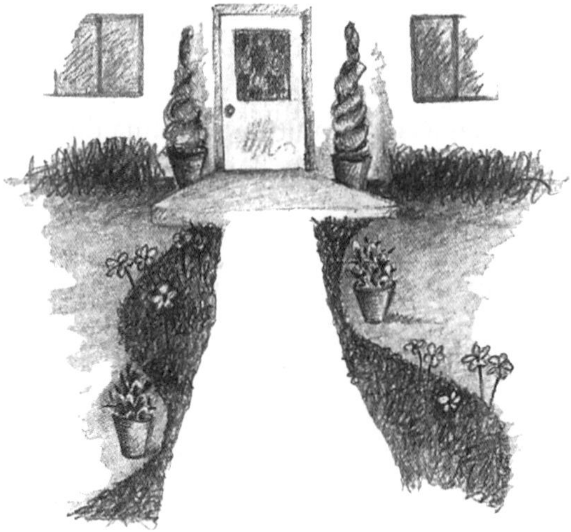

Reforme o caminho reto que leva à porta da frente: instale vasos e canteiros para dar a ilusão de que o caminho é curvo e assim tornar mais tranqüilos o seu caminhar e a sua atividade mental.

sa é reto, somos inconscientemente levados a andar rapidamente. Muitas vezes, a pressa só faz aumentar o *stress*. Quanto mais nos sentimos apressados, mais tensos ficamos. O caminho reto é como uma pessoa estranha que a empurra para andar mais depressa. Por isso, é importante que o caminho que leva do portão à porta de casa seja curvo.

Sugestões de Cura

Se não for possível construir um caminho curvo, eis o que você pode fazer para diminuir os efeitos adversos do caminho reto:

- Dê nova forma às bordas do caminho, usando vasos de plantas.
- Corte a grama em certos pontos e substitua-a por pedrinhas da mesma cor do piso do caminho.
- Se a área for grande o suficiente, interrompa-a com vasos de plantas ou canteiros de vegetação para só poder andar em curvas.
- Se você mora em apartamento e não tem controle sobre a decoração do corredor, lembre-se de olhar sempre à direita e à esquerda ao caminhar por um corredor reto; nunca olhe somente para a frente.

4

Soluções para Eliminar a Insegurança

As curas que aumentam a auto-estima podem fazer bem a quase todos nós. São poucas as pessoas que não se sentem medíocres e inferiores em pelo menos um aspecto da vida. Algumas sofrem de insegurança em áreas particulares da vida, como na atividade social e na decoração da casa; outras sofrem de uma falta de confiança mais geral: não conseguem falar o que pensam, sentem-se incapazes no trabalho e não se sentem aptas a criar um relacionamento íntimo. Por trás do sentimento de inferioridade, o que existe na maior parte das vezes é uma falta de amor-próprio. Por isso, as curas aqui sugeridas têm por objetivo aumentar o poder pessoal. Algumas estimulam a abertura e a expansividade; quando expressamos o que vai dentro de nós, sentimo-nos reconhecidos pelos outros, e isso faz aumentar nossa auto-estima.

Observe o canto do poder no ba-guá da sua casa, do seu escritório, do seu quarto ou da sala de estar. Você terá aí um bom índice da sua necessidade de aumentar a auto-estima. Nessa área, a falta de objetos que reflitam o amor-próprio e as realizações pessoais pode ser indício de que você precisa aumentar sua autoconfiança.

20. Quais as cores que ajudam você a se concentrar nos seus pontos fortes?

O azul, o roxo e o cinza

Se você pensar mais nos seus pontos fortes do que nos pontos fracos, sua auto-estima vai subir como um foguete. As crianças geralmente começam a vida com um sentimento natural de amor-próprio. É só quando os pais começam a impor-lhes suas próprias expectativas que elas passam a se medir pelos outros — e nunca conseguem estar à altura deles. Naturalmente, as crianças novas têm de prestar atenção às expectativas dos pais, para aprender a se virar neste mundo complicado. Porém, um número muito grande de pessoas simplesmente pára de confiar no próprio discernimento e passa a vida inteira duvidando de si. Quando aprendemos a confiar em nós mesmos, voltamos a nos concentrar no momento presente; paramos de perder o nosso tempo e a nossa energia, pois paramos de pesar cada uma das nossas decisões pelos critérios e exigências dos outros.

Para reaprender a confiar em si mesmo, aproveite a ajuda da cor azul, que permite que você se volte para dentro e se concentre em si mesmo. O roxo tem também o seu papel, na medida em que permite que você reconheça que a vida não se resume às expectativas dos outros. O cinza é um intermediário entre a reflexão de todas as cores e a absorção de toda luz. Nesse centro reside o equilíbrio perfeito, como no meio de uma gangorra. Se você se rodear desse equilíbrio de cores, terá uma representação física do equilíbrio que fará com que você ouça a sua própria voz interior.

Sugestões de Cura

- Pinte de azul, roxo ou cinza a porta de um cômodo dentro do qual você passa bastante tempo.
- Cubra sua escrivaninha ou bancada com vidro cinza ou pinte de cinza o tampo da escrivaninha.
- Pendure um tecido azul, roxo ou cinza num gancho de parede em frente de um lugar onde você costuma ficar.

21. Dentro de um cômodo, qual é a posição que aumenta a sua sensação de poder?

O ponto mais distante da porta de entrada, voltado para a mesma porta

Imagine que você vivesse na pré-história, quando os homens moravam em cavernas. Que lugar você escolheria para dormir à noite? Decerto não seria perto da entrada da caverna. Se um tigre entrasse aí, você seria a primeira vítima. Provavelmente, você escolheria o ponto mais distante da entrada. Nessa posição, você teria tempo para reagir aos perigos, e estaria com as costas protegidas.

Do mesmo modo, o trono dos reis fica no ponto mais distante da entrada do salão, sempre com as costas voltadas para a parede. O lugar mais seguro de um cômodo qualquer, e que portanto gera mais poder, é junto à parede, no ponto mais distante do limiar da porta. Se você posicionar nesse ponto a sua cadeira de escrivaninha, a poltrona de leitura ou outro móvel qualquer no qual passe bastante tempo, automaticamente se sentirá poderoso. Provavelmente, será também a primeira pessoa a ser cumprimentada quando alguém entrar no ambiente; esse reconhecimento vai melhorar ainda mais a sua auto-estima.

Sugestões de Cura

- Se você puder colocar a sua poltrona favorita no ponto mais distante da entrada, de costas para uma parede, não deixe de mostrar aos convidados onde eles devem se sentar quando entram na sala.
- Se não houver uma parede no ponto mais distante da entrada:

Coloque uma planta alta por trás da sua poltrona predileta.

Posicione um biombo por trás de onde costuma se sentar.

Feche as cortinas ou persianas, se houver uma janela por trás da cadeira que você mais usa.

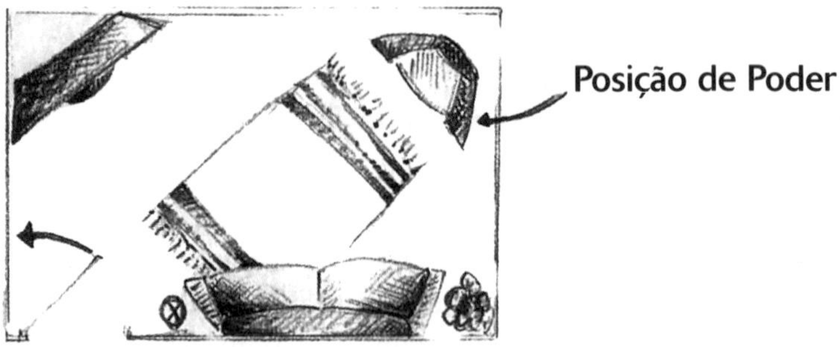

O assento mais distante da porta, mas voltado para ela, é o ponto de poder numa sala de estar.

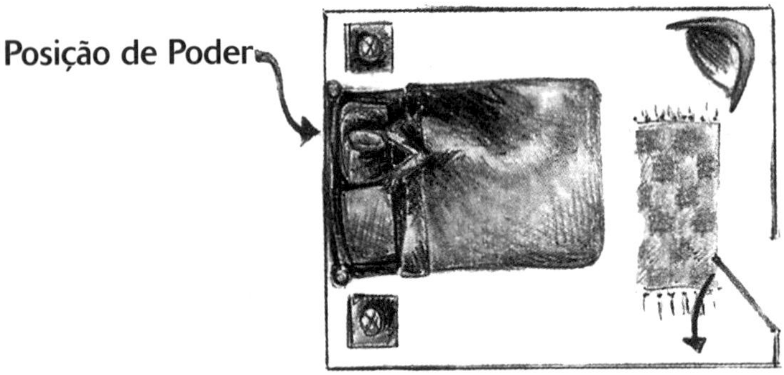

Quando você dorme só, o lado da cama mais distante da porta do quarto, mas de onde se pode vê-lo, é o ponto de poder.

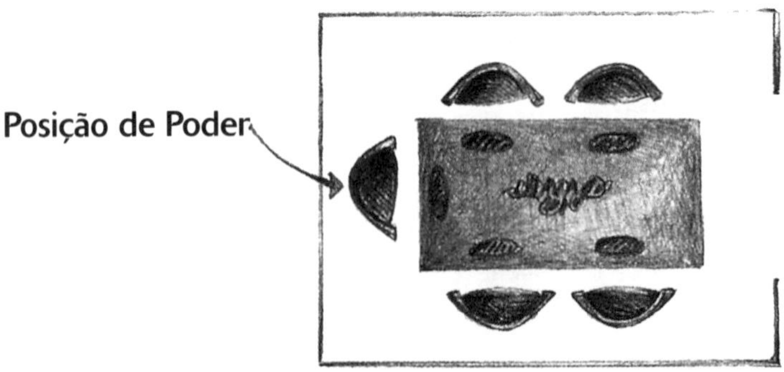

Na mesa de jantar, a cadeira mais distante da porta e voltada para ela é o ponto de poder.

22. Onde você deve colocar os símbolos das suas realizações para aumentar o seu amor-próprio?

No canto esquerdo do cômodo, à frente, visto da entrada

Instintivamente, a maioria das pessoas se volta para a direita ou caminha nessa direção quando entra num ambiente. Por isso, o lado esquerdo do ambiente representa os desafios ou a estrada menos batida. Nesse sentido, o ponto mais distante situado no lado esquerdo do cômodo pode ser visto como a área que mais promove o poder pessoal. No feng shui, com efeito, chamamos o canto esquerdo mais distante da porta de *área do poder* ou do *fortalecimento pessoal*. Posicionando nessa área símbolos de realizações e objetivos já alcançados, você cria condições para sentir o seu próprio poder.

Sugestões de Cura

No canto esquerdo do cômodo, no ponto mais distante da porta, coloque:

- imagens de objetivos que você quer alcançar
- diplomas ou prêmios
- uma foto de uma realização sua
- objetos feitos de metal
- obras de arte com predomínio das cores vermelha, alaranjada ou dourada.

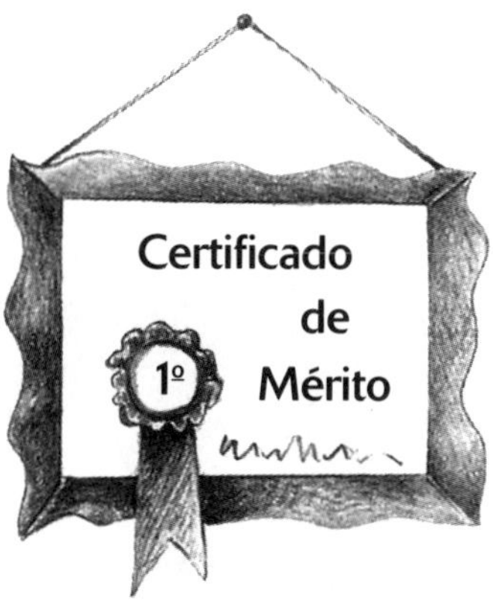

Sua auto-estima sobe como um foguete quando um símbolo de sucesso é posto no ponto de poder de um cômodo usado com freqüência.

23. Quais as cores que o inspiram a partilhar seus sentimentos e idéias durante o jantar?

O vermelho, o alaranjado, o verde e o azul

Muitas vezes, as refeições, e especialmente o jantar, são os únicos momentos do dia em que os membros da família têm tempo para sentar-se e conversar. Por isso, o modo pelo qual você se comunica na mesa de jantar — quer em casa, quer em outro lugar — contribui muito para determinar a imagem que os outros têm de você. Quando você não se sente reconhecido nem compreendido, sua auto-estima diminui e, junto com ela, a sua satisfação.

As coisas colocadas bem à sua frente na mesa de jantar têm forte efeito sobre a sua autoconfiança durante as conversas. As cores vermelha e alaranjada estimulam a abertura aos outros e a capacidade de reação. Por outro lado, o excesso de estímulos pode deixar você nervoso ou levá-lo a falar só por falar; por isso, essas cores vivas devem ser equilibradas pelo verde ou pelo azul.

O verde, cor que desperta o desejo de conhecimento, e o azul, cor da autoconfiança, constituem os complementos perfeitos para o vermelho e o alaranjado. Você talvez ache difícil encontrar essas cores juntas, mas ficará surpreso ao descobrir quantos pôsteres, pinturas e calendários contêm essa combinação de cores.

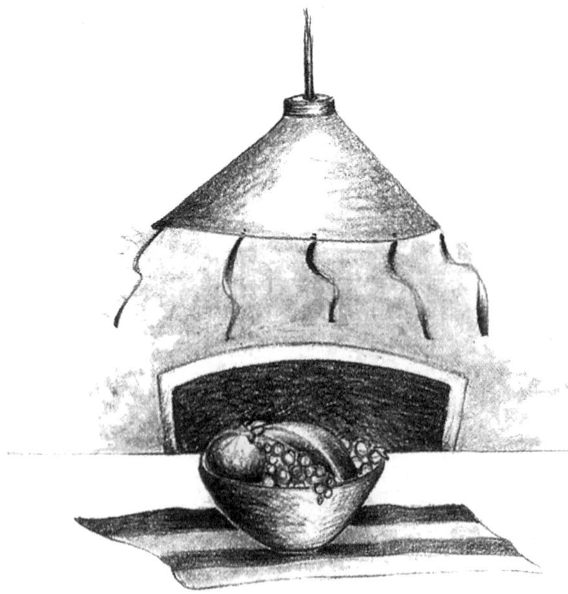

Fitas vermelhas, verdes, azuis e alaranjadas penduradas de uma luminária podem inspirar boas conversas.

Sugestões de Cura

Se não tiver à mão uma obra de arte adequada, coloque na sua linha de visão as cores verde, azul, vermelho e alaranjado, da seguinte maneira:

- Coloque vasos vermelhos, alaranjados, verdes e azuis numa prateleira ou parapeito de janela em frente ao lugar onde você se senta para comer.
- Use toalhinhas e pratos verdes/azuis e vermelhos/alaranjados.
- Pendure na sala um móbile que contenha essas cores.
- Pendure numa luminária de teto fitas dessas cores.

24. Quais os tons cromáticos bons para aumentar a auto-estima?

Tons luminosos, leves e vibrantes

Talvez você se lembre de quando estava num baile do colegial e esperava que alguém a chamasse para dançar, ou de quando esperava para ver se o seu nome havia sido incluído no time do colégio. O reconhecimento dos outros é um meio seguríssimo de ganhar autoconfiança e se sentir amado. Mesmo que você não seja naturalmente extrovertido, pode conseguir esse efeito. Basta que você se coloque num ambiente, num local ou numa situação que chame a atenção.

Certa vez, um amigo meu que criara quatro filhos sozinho foi assistir a um jogo de futebol da escola e viu uma mulher sozinha, sentada sobre um cobertor vermelho, assistindo ao jogo do filho. O resto, como se diz, é história. Quando o cobertor vermelho chamou-lhe a atenção, ele juntou coragem, sentou-se ao lado dela e fez um comentário casual. Se ela não tivesse se rodeado da cor vermelha, será que eles teriam se conhecido?

Sugestões de Cura

- No escritório, ou na sala de jantar de sua casa, pendure por trás da cadeira onde você se senta um pôster ou uma peça de tecido de cores luminosas e contrastantes.
- Se você não estiver em casa, procure:

  Sentar-se em frente a uma parede de cor viva.

  Sentar-se num móvel estofado com um tecido de cor clara ou luminosa.

  Sentar-se em frente a uma pintura vibrante.

25. Por qual porta você deve entrar em casa?

Pela porta da frente

Se você se acostumar a entrar em casa pela porta da frente, e não pela porta da garagem, dos fundos ou de serviço, seu relacionamento com a casa e os familiares se enriquecerá e seu amor-próprio ganhará novo impulso. Via de regra, a porta da frente fica no final de um caminho maior e mais vistoso, e tanto o limiar quanto a própria porta tendem a ser mais bonitos do que os das outras entradas da casa. Além disso, no lado de dentro, a vista que se tem da casa é mais poderosa. Sendo ela a primeira vista que se tem do interior da casa, as coisas que ela revela acerca da casa e dos seus moradores têm um efeito forte, posto que subconsciente. Por fim, a entrada principal é sempre projetada como uma transição. Tipicamente, no *hall* de entrada há uma mesinha, e esse *hall* se abre para um espaço maior, como a sala de estar. A primeira impressão é sempre a que fica; e também a entrada dá o tom de todas as experiências da casa. Aproveite a oportunidade para mudar do espírito do trabalho para o espírito da vida em família; prepare-se para se encontrar com seus entes queridos, ou simplesmente para relaxar sozinho. Isso fará muito mais bem ao seu amor-próprio do que o hábito de entrar diretamente pela cozinha ou pela área de serviço, como se a sua única função na casa fosse a de cozinhar ou fazer a limpeza.

Sugestões de Cura

• Abra um caminho do lugar onde você costuma estacionar o carro até a porta da frente da sua casa.

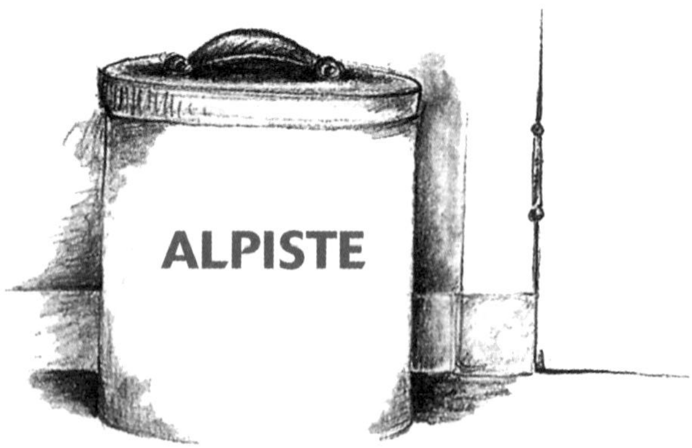

Crie uma atividade agradável que o atraia a ir até a porta da frente: deixe por perto, por exemplo, uma lata de alpiste para dar para os passarinhos. O uso da porta da frente aumenta a auto-estima.

• Coloque perto da porta da frente um objeto que você costuma usar, como uma lata de alpiste para passarinhos. Com isso, você se sentirá encorajado a passar por esse caminho para alimentar os passarinhos.

• Coloque uma caixa do correio perto da porta da frente.

• Coloque outros objetos perto da porta da frente, como:

Plantas aromáticas.

Uma treliça coberta de flores.

Uma cadeira onde se sentar para tirar os sapatos antes de entrar em casa.

26. Qual é a combinação de som e tato que tende a fortalecer uma auto-imagem positiva?

Seus próprios passos ressoando no chão

Você já assobiou uma música enquanto se concentrava num trabalho mental? Você não gosta de afagar o braço, puxar o lóbulo da orelha ou coçar a cabeça enquanto busca novas idéias? Os sons e o toque físico têm o poder de nos acalmar.

O som regular de passos, como o do pêndulo de um relógio, nos lembra das batidas do coração e, assim, nos conforta num nível muito primordial. A criação de um ambiente que naturalmente nos permita dar pelo menos quatro ou cinco passos sobre uma superfície que reverbere com eles é algo que pode complementar outras decisões de apoio.

Os reflexologistas afirmam que os pés são importantes para a estimulação total do corpo. Os nervos que passam pelos órgãos terminam em pon-

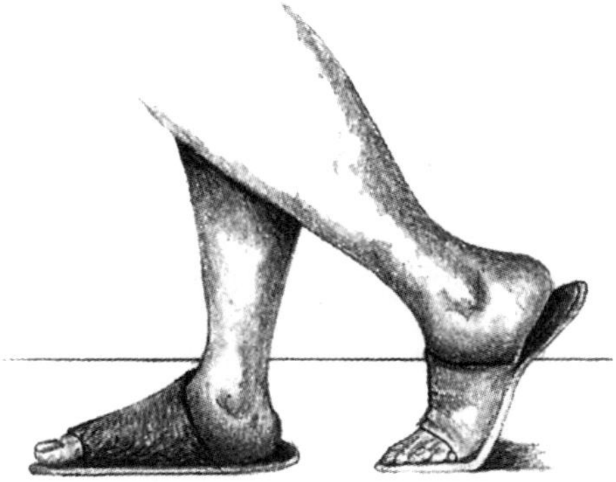

Seus próprios passos podem aumentar sua auto-estima, pois geram som e estimulação tátil, ambos necessários para a vitalidade.

tos específicos da sola dos pés. A pressão aplicada na sola dos pés estimula todos os órgãos do corpo. O que isso tem a ver com o aumento da auto-estima? Quando cuidamos de nós mesmos, reconhecemos implicitamente o nosso próprio valor.

Sugestões de Cura

- Abra um caminho dentro da sua casa, num ponto onde seja natural para você dar pelo menos quatro ou cinco passos desimpedido.
- Dentro de casa, ande descalço ou com calçados de sola fina, para aumentar a estimulação da sola dos pés.
- Tire o carpete de um corredor ou de parte de um cômodo onde você passe sempre.

27. Qual o tipo de iluminação que prejudica o amor-próprio?

Qualquer luminária que lance sombra sobre uma parte do seu corpo quando você estiver sentado

Note bem: quando você está com um grupo de pessoas, costuma olhar primeiro para as que estão rodeadas pela luz mais forte. O olho é um mecanis-

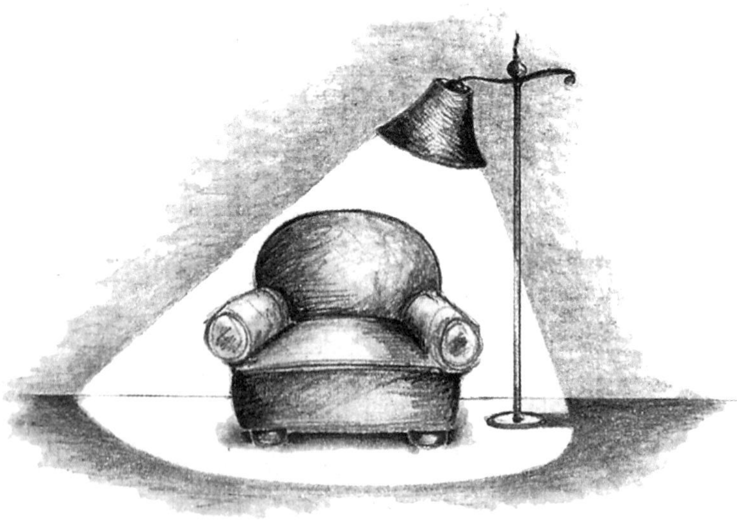

Retire da sua casa toda e qualquer luminária que lance sombra sobre quem estiver sentado. A sombra lançada sobre o corpo reduz sua autoridade e mina o amor-próprio.

mo extremamente complexo, mas seus critérios de funcionamento são simples, e a intensidade da luz é o principal deles. Quando uma sombra é lançada sobre o seu corpo, o ponto de junção da luz e da sombra força os olhos a voltar-se para a parte mais clara. Visualmente, você fica cortado em dois, e isso diminui a sua sensação de integridade. Assim como um holofote chama a atenção para a pessoa para quem está voltado, assim também aquele que se põe no meio de um círculo de luz chama a atenção. Quando os outros lhe dão atenção, seu amor-próprio aumenta.

Sugestões de Cura

- As luminárias da sala de estar devem ser altas o suficiente para lançar luz sobre a pessoa inteira que estiver sentada, quer nas poltronas, quer no sofá. Se você não quiser comprar luminárias novas, pegue as que você já tem e coloque-as num lugar mais alto, montando-as sobre uma caixa, um suporte ou um objeto interessante, por exemplo.
- Mude sua cadeira de lugar para ficar sob um facho de luz.

28. Quais são os aromas que aumentam a confiança?

Os do limão, do louro e do alecrim

Você já se sentiu frustrado por não conseguir expressar idéias que estavam na ponta da língua? Você já perdeu uma oportunidade porque não encontrou as palavras adequadas para se manifestar? Nesse caso, você sabe que se sentiria mais confiante se fosse capaz de ter acesso rápido aos pensamentos a fim de reagir de modo apropriado a cada situação. As epifanias e o brilho intuitivo são como o processo criativo: não dependem de um esforço dos músculos. As idéias vão se preparando sob a superfície da consciência até que, como uma bóia no oceano, aparecem de súbito para nos mostrar o caminho.

A mente subconsciente pode ser comparada ao oceano, e a nossa consciência, a um barquinho solitário que navega em sua vasta superfície. Os aromas podem ser usados como sinais do inconsciente. Nesse caso, tudo o que você tem a fazer é ficar preparado e receptivo às correntes de pensamentos que chegam à superfície. Saber que isso é possível é excelente para aumentar a confiança.

Sugestões de Cura

• *Limão:* Quando a mente fica congestionada com pensamentos obsessivos ou negativos, o limão serve para "desentupi-la". O limão é associado à limpeza e, por isso, aumenta a lucidez. À semelhança da sua cor, o amarelo, o limão é o aroma da acuidade, que elimina as confusões e separa o essencial do desnecessário. Além disso, colabora para com o aprendizado de fatos e números.

• *Louro:* O louro melhora o humor e ativa a concentração e a memória. Estimula a audácia criativa, e é assim que pode ajudar quem tem pouca confiança. Para os que duvidam da própria intuição e limitam a si mesmos, o louro aumenta a capacidade intuitiva.

• *Alecrim:* Por séculos e séculos, essa erva foi associada ao fortalecimento da memória fraca. Aumenta a confiança e o poder da mente e reforça o poder da intuição emocional.

29. Qual é o pior lugar para se sentar?

De costas para uma janela ou porta aberta

O nosso sentido de autopreservação nos mantém atentos para as mudanças no ambiente; por isso, o movimento que ocorre do lado de fora de uma ja-

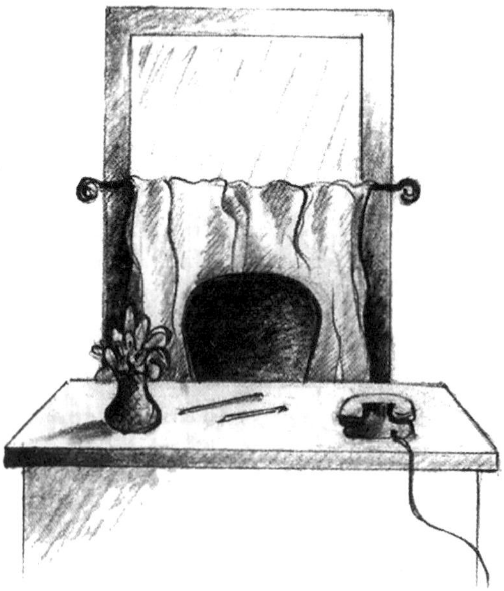

Uma meia-cortina atrás de uma cadeira de costas para uma janela pode constituir um fundo contínuo que aumenta a sua autoridade e, portanto, fortalece a sua pessoa.

nela pode desviar a atenção até mesmo da pessoa mais concentrada. Se você se sentar de costas para uma janela, quem estiver falando com você não vai prestar atenção na sua pessoa, mas na janela. O fato de não nos prestarem atenção nos enerva e acaba com a auto-estima.

Sugestões de Cura

- Tente não se sentar de costas para uma porta ou uma janela.
- Caso não haja alternativa, eis algumas soluções:

  Coloque atrás de si uma planta mais alta do que você.

  Compre uma cadeira de encosto alto.

  Instale uma persiana ou uma meia-cortina que possa ser fechada até a altura do nível dos olhos das outras pessoas, de modo que a luz possa entrar mas, por outro lado, as pessoas que estiverem falando com você não possam olhar para fora.

  Se houver uma porta por trás da sua cadeira, deixe-a fechada.

  Ponha um biombo atrás da sua cadeira.

5

Soluções para Vencer a Batalha Contra a Obesidade

O atual aumento do número de casos de obesidade nos Estados Unidos é assustador. O excesso de gordura no corpo pode afetar a saúde física e psicológica. O excesso de peso causa ansiedade e perda da auto-estima. O contínuo fracasso na alteração dos hábitos alimentares pode gerar um sentimento de inferioridade e desencadear a depressão, ou mesmo impedir que a pessoa faça uso de seus pontos fortes. Sabemos que a boa alimentação e o exercício regular são essenciais para a perda de peso, mas o ambiente onde você passa a maior parte do seu tempo é um fator menos conhecido que também pode colaborar. Este capítulo foi concebido como um apoio adicional para que você possa virar esse jogo e vencê-lo.

30. Qual cor faz diminuir a velocidade da mastigação?

O azul

Não há nenhuma rede de lanchonetes que use a cor azul na decoração de suas lojas, pois a cor azul faz com que a gente coma mais devagar. Faber Birren, famoso pesquisador das cores e escritor, fez experimentos e demonstrou que uma sala pintada de azul tem o poder de diminuir a pressão sangüínea e, de modo geral, mitigar o nível de atividade das pessoas que lá permanecem.

Se você criar uma atmosfera que conduza à tranqüilidade acabará por comer menos. Os que buscam perder peso deparam freqüentemente com o problema de comer muito depressa. O cérebro leva cerca de vinte minutos para perceber que o estômago está cheio. Quando você engole a comida sem mastigar, não tem tempo de perceber que já comeu o suficiente. Todos os que já pegaram um grande saco de salgadinhos e devoraram todo o seu conteúdo sabem disso. Parece impossível parar de comer até esgotar os salgadinhos — não porque nossa fome não esteja saciada, mas porque comemos muito depressa.

Sugestões de Cura

- Integre a cor azul às áreas de almoço e jantar da sua casa.
- Use pratos ou copos azuis.
- Decore o centro da mesa com uma vasilha azul cheia de contas de vidro azul.
- Ponha na parede, em frente à cadeira onde você se senta, um sereno quadro de paisagem marinha.
- Cubra a mesa de jantar com uma toalha azul, ou use toalhinhas individuais de cor azul.

31. Qual a cor e as linhas que fazem você comer mais depressa?

O vermelho e as linhas diagonais

A cor vermelha excita e dá energia. Faz também com que você aumente o ritmo das suas atividades. Os carros esporte são em geral vermelhos, e não azuis. De modo geral, o vermelho acelera as atividades. Como dizem os especialistas em restaurantes, o vermelho faz com que os clientes entrem e saiam mais rápido do que as demais cores. Por esse motivo, quase todas as grandes cadeias de lanchonetes fazem uso da cor vermelha em sua decoração.

Quando me mudei de Nova York para New Jersey, ganhei dois quilos e meio como que por encanto. A causa desse aumento de peso foi a pintura que antes ficava acima do sofá da sala mas que na nova casa foi posta bem em frente do lugar onde eu me sentava para jantar! As linhas em diagonal que atravessavam a tela chamavam ainda mais a atenção para o predomínio da cor vermelha. A combinação de linhas e cores revelou-se duplamente forte. O vermelho associado a linhas diagonais praticamente força o seu organismo a reagir e aumenta em muito a probabilidade de que você, sem perceber, venha a comer mais depressa e, portanto, a comer mais.

Sugestões de Cura

• Evite usar toalhas de mesa, toalhinhas individuais ou guardanapos na cor vermelha.

• Não coma olhando para uma parede vermelha (de tijolos, de madeira ou de alvenaria pintada) ou para um piso vermelho.

• Não use a cor vermelha no papel de parede da sala de jantar ou dos lugares onde você come.

• Não use peças de mesa de madeira vermelha, como o mogno ou o pau-rosa.

• Evite servir a comida em acessórios de cobre (o cobre tem um tom avermelhado).

• Não pendure os quadros na parede de modo a formar com eles uma diagonal.

• Desamarre as cortinas de amarrar.

• Evite colocar lado a lado objetos grandes e pequenos, e não faça arranjos de objetos que reproduzam um triângulo.

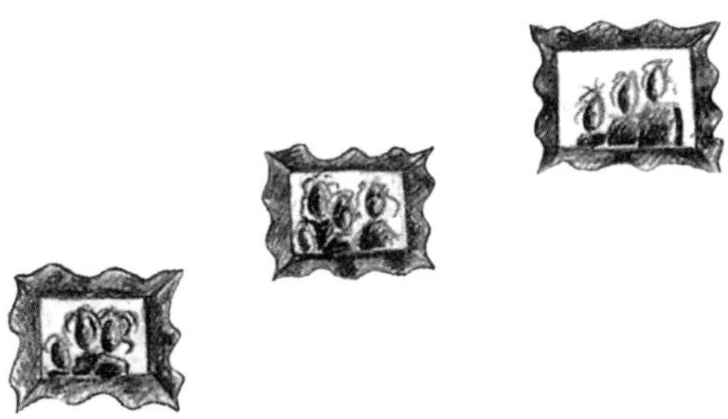

Quando estiver fazendo dieta, não disponha os quadros em diagonal na parede.

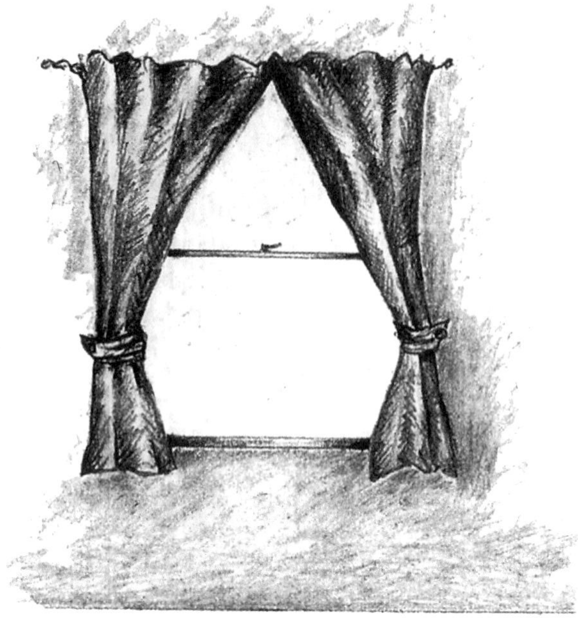

As cortinas de amarrar criam linhas diagonais e prejudicam a tentativa de comer com cuidado e consciência.

• Mesmo quando o esquema de cores de uma obra de arte, um papel de parede ou outra parte da sua decoração não é vermelho, e mesmo quando as linhas diagonais não são evidentes, elas podem estar incorporadas de modo sutil no seu campo de visão. Os quadros, por exemplo, podem estar dispostos em diagonal na parede; objetos de tamanho diferente postos lado a lado podem criar uma linha diagonal. Elimine ao máximo as diagonais, especialmente no lugar onde você come.

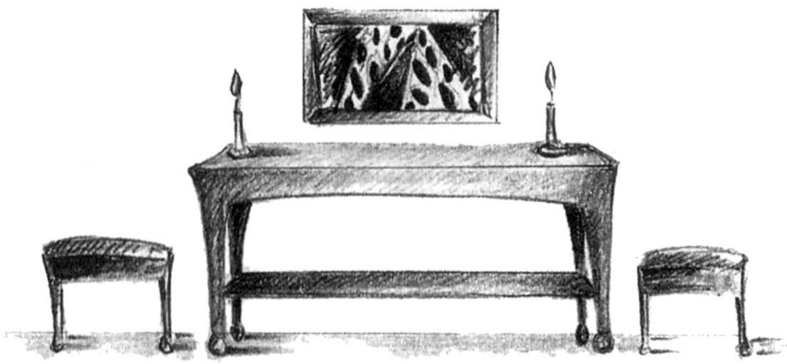

Um grupo de móveis e objetos posicionados de modo a constituir a forma geral de um triângulo é prejudicial para quem faz dieta, pois estimula a comer rapidamente.

32. Qual é a cor que aumenta o apelo atrativo dos alimentos saudáveis durante a refeição?

O salmão e o castanho-avermelhado

Os cuidados com o controle do peso são muitas vezes sabotados por uma dieta inadequada. Nós nos enchemos de calorias vazias e, depois, ficamos com vontade de comer mais, porque nosso corpo sabe que precisa de nutrientes! Deveríamos ficar com raiva dos fabricantes de balas, de doces, de salgadinhos, etc., pois eles enganam o nosso corpo com aditivos que viciam e cores sedutoras. Balas cor-de-rosa, gotas açucaradas na cor alaranjada pálida, todas os outros alimentos não-nutritivos feitos nas cores salmão, castanho-avermelhado ou alaranjado exalam uma aura de irresistibilidade. Nós, mulheres, conhecemos muito bem as vantagens de usar ruge nas bochechas. O brilho rosado, acastanhado e quente é tão atraente nos alimentos quanto na face feminina. Os alimentos saudáveis parecem ainda mais saudáveis e atraentes sob a luminosidade rósea de uma vela.

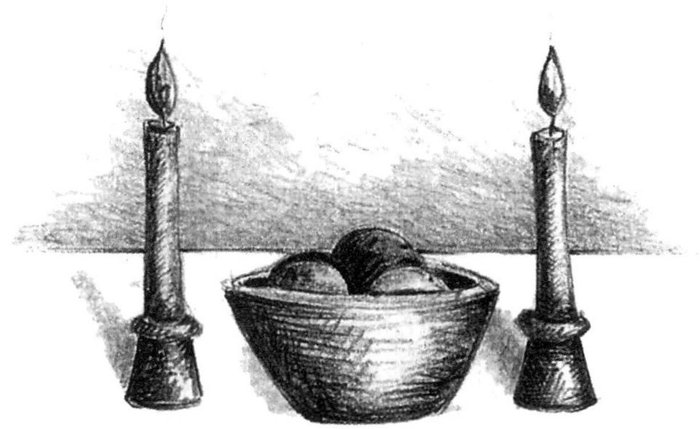

A luz de velas torna os alimentos saudáveis mais atraentes.

Sugestões de Cura

• Pinte de rosa, salmão ou alaranjado o teto sobre a mesa de jantar, a fim de que essas cores se reflitam sobre o alimento.

• Use uma toalha ou toalhinhas salmão ou castanho-avermelhados.

• Pendure à sua frente um quadro pintado nessas cores.

• À noite, não use luz elétrica, mas velas.

• Compre pratos dessas cores.

33. Quais os sons que podem nos fazer mastigar mais devagar?

Sons baixos e profundos, com ritmo lento e regular

Você já tentou fazer com que um grupo de crianças barulhentas ficasse quieto? Provavelmente, soltou a plenos pulmões um grito penetrante que poderia ser ouvido no Pólo Norte. Eu costumava fazer a mesma coisa — até que aprendi um jeito mais eficiente. Bater de leve sobre um tampo de mesa com uma batida lenta e regular, ou repetir várias vezes em voz grave a mesma palavra, são esquemas que chamam a atenção do mesmo modo e ainda têm a vantagem de diminuir a euforia. Assim como as batidas da percussão são a base da música, assim também as vozes tendem a adotar o ritmo dos sons repetitivos. Sem que nos demos conta, nós entramos na cadência dos sons que nos rodeiam.

Do mesmo modo, o som do pêndulo de um relógio, o lento pingar da água sobre uma superfície dura ou o som de um metrônomo no seu tempo mais lento nos levam a diminuir o ritmo de ação. Quando a refeição é feita ao som de uma batida lenta e repetitiva, o ritmo da mastigação diminui e, com isso, você deverá comer menos.

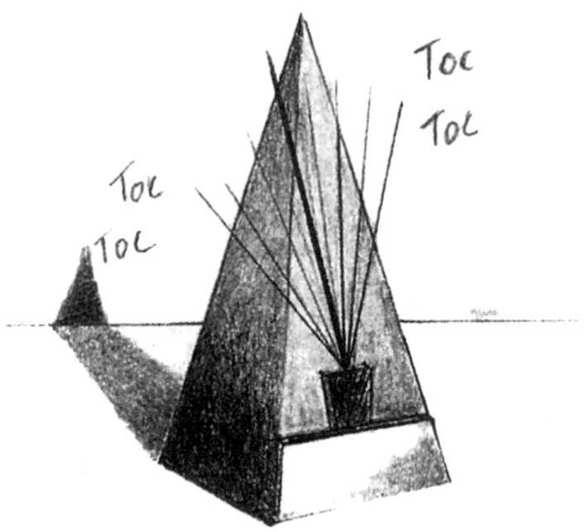

Um metrônomo posto em velocidade lenta determina um ritmo que nos leva a mastigar mais devagar e, assim, diminui o consumo de alimentos.

Sugestões de Cura

Para mastigar mais devagar, instale um destes objetos na sua área de refeições:

- Um relógio que bata os segundos.
- Uma fonte de água cuja água não escorra, mas pingue lentamente sobre uma superfície dura.

- Um sino de vento movido por um ventilador em velocidade lenta.
- Um metrônomo.
- Duas cordinhas com bolas de pingue-pongue ou outros objetos duros amarradas a um ventilador em velocidade lenta.

34. Quais os tipos de obras de arte que podem diminuir o consumo excessivo de alimentos?

Uma natureza-morta sem a figura de alimentos, uma tranqüila cena de inverno ou qualquer imagem que irradie uma sensação de imobilidade

A tranqüilidade do ambiente faz do jantar um tempo de prazer.

Pense no que você vê do lugar onde se senta para comer. O que você vê? Se for uma pintura cheia de ação e movimento, você está sendo encorajado a mastigar mais depressa e a comer mais, ao passo que uma natureza-morta ou uma cena de inverno diminuem o desejo de comer.

Você talvez esteja se perguntando por que uma cena de inverno funciona tão bem quanto uma natureza-morta. No inverno, o corpo fica mais lento — hiberna, por assim dizer. Do mesmo modo, uma cena hibernal exala uma atmosfera de calma, lentidão e imobilidade. No feng shui, a tranqüilidade é considerada um estado yin que gera uma experiência calma e pon-

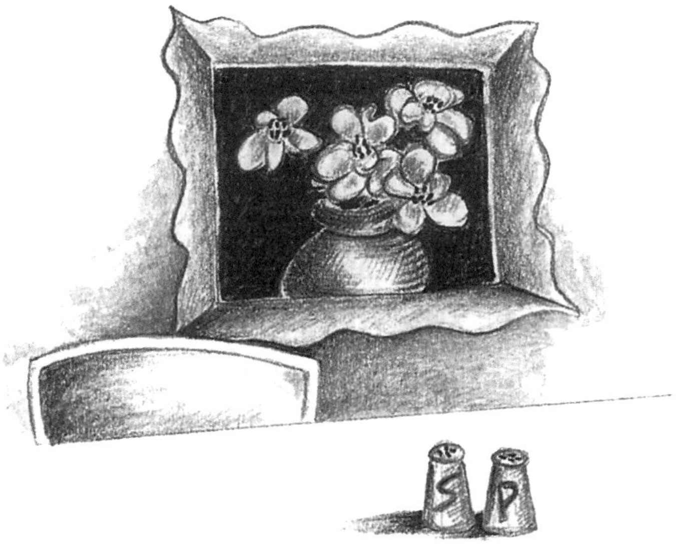

Uma tranqüila natureza-morta que não represente alimentos, posta na sala de jantar, ajuda você a controlar o peso.

derada do mundo. As cenas de montanhas cobertas de neve ou de árvores revestidas de gelo são yin e, por isso, vão diminuir o seu desejo de comer rapidamente.

Sugestões de Cura

• Pendure na parede uma natureza-morta (flores), uma serena paisagem hibernal ou uma tranqüila cena aquática (sem os barcos e o movimento que eles implicam).

• Caso o seu gosto não combine com nenhuma dessas alternativas, considere a possibilidade de exibir obras de arte predominantemente azuis (veja a Pergunta 30). Escolha uma pintura de linhas curvas e onduladas, pois essas linhas aumentam a tranqüilidade. Evite as linhas geométricas ou retas, que tendem a agitar a mente.

35. Qual é o aroma que faz diminuir a fome?

O de hortelã

A maioria dos restaurantes oferece a seus clientes balinhas de hortelã ou um chocolate com menta depois da refeição. A hortelã ou a menta têm o poder de reduzir o nosso desejo de outros sabores, eliminando a vontade de comer mais. Você já comeu algo com hortelã-pimenta? Certa vez, tentei comer um ovo com essa hortelã, e não consegui comer o ovo inteiro. A hortelã suprime o apetite.

Muitas vezes, continuamos a comer até encher a barriga porque o gosto do alimento permanece no nosso paladar e estimula a vontade de comer mais. Se parássemos de sentir o gosto, nos sentiríamos satisfeitos e não teríamos dificuldade para parar.

O cheiro de hortelã é quase tão eficiente quanto uma balinha de hortelã para nos impedir de comer mais. Por isso, quem faz dieta deve levar consigo um frasco de óleo essencial de hortelã, a ser inalado ou aquecido para difundir seu cheiro no ambiente.

Sugestões de Cura

• Adquira o óleo de essência de hortelã e pingue várias gotas num pulverizador cheio d'água. Pulverize a mistura sobre o estofamento dos móveis da sala de jantar ou sobre guardanapos de pano ou de papel.

• Se ficar com fome entre as refeições, tome chá de hortelã.

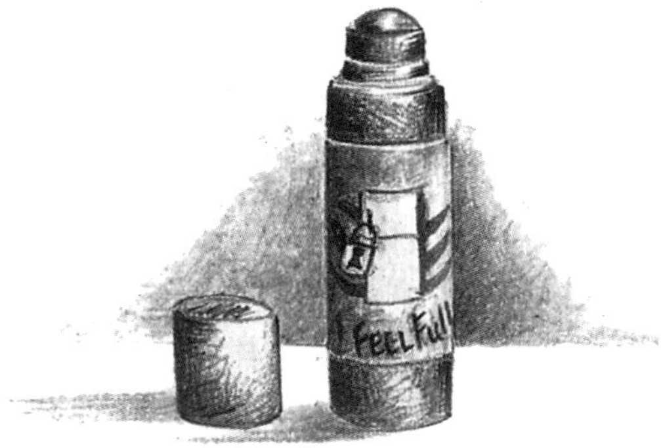

O aroma de hortelã é eficaz para eliminar a fome. O óleo essencial da erva pode ser passado sob o nariz.

• Considere a possibilidade de usar creme aromatizado com hortelã para as mãos, de modo que você só tenha de levar as mãos para junto do nariz para sentir o aroma da erva.

• Pulverize toda a área da sala de jantar antes de servir a principal refeição do dia.

• Há um produto chamado "I Feel Full" ("Estou Satisfeito") que pode ser levado na bolsa ou na pasta. É feito no esquema "roll-on" e consiste num perfume de hortelã que pode ser passado debaixo do nariz, sobre o lábio superior.

36. Que vistas ajudam você a manter a consciência de quanto está comendo?

Cenas yin, e não yang

Quantas vezes você almoçou com uma pessoa, conversando animado, e ao fim da refeição percebeu que tinha comido tudo? Quando nos distraímos com conversas divertidas e interessantes em torno da mesa de refeição, ficamos a tal ponto absortos que não prestamos atenção a quanto estamos comendo, e por isso comemos demais. É claro que a solução não consiste em comer em silêncio, mas sim em ficar com o rosto voltado para a vista menos estimulante possível. A vista que temos à nossa frente enquanto comemos pode promover em nós uma consciência clara dos nossos hábitos alimentares, habilitando-nos a comer menos e mais devagar.

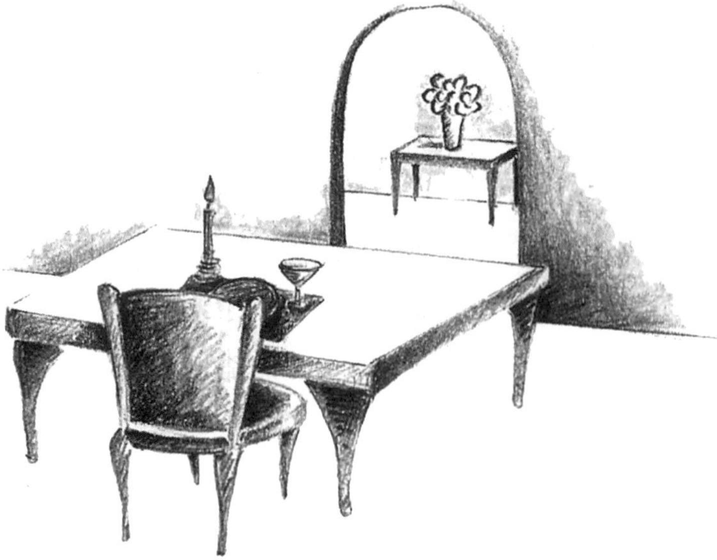

A vista para uma abertura pode criar a tranqüilidade necessária para o consumo consciente dos alimentos.

Sugestões de Cura

- Posicione-se de modo a ficar de frente para uma parede nua, para uma abertura que dê para outro cômodo ou para uma janela, desde que a cena assim contemplada seja tranqüila.
- Tente rodear-se das cores azul, roxa e/ou amarela.
- Procure não ficar voltado para uma parede que tenha mais de três quadros ou objetos decorativos.
- Fique visualmente longe das cores vermelha, alaranjada ou verde.

37. Que formas nos estimulam a nos movimentar e a fazer exercícios?

As listras

Nunca vou me esquecer da resposta que um médico me deu quando reclamei de estar ficando mais gorda na meia-idade. Ele me olhou e me pediu que pensasse na diferença entre o meu nível de movimento naquele momento e os movimentos de uma criança que estivesse sentada na mesma cadeira. Disse que os jovens vivem habitualmente em movimento, movimentando as

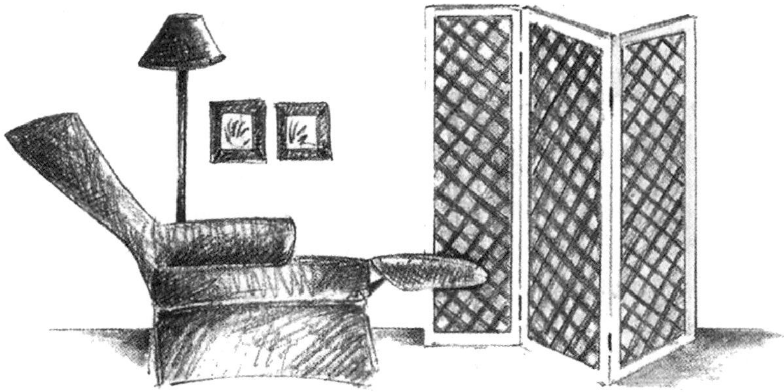

O padrão em diagonal das treliças inspira movimento.

pernas e remexendo-se na cadeira, ao passo que eu, na meia-idade, estava sentada completamente imóvel. A criança típica não é sedentária e gasta mais calorias em suas atividades do que o adulto típico.

Você não pode voltar à infância, mas pode mudar o ambiente em que vive para que ele lhe inspire movimento e o ajude a queimar as calorias indesejadas. As listras em geral, quer verticais, quer diagonais, inspiram movimento. Mas não cubra todas as paredes da sua casa de papel de parede listrado. Limite-se a colocar objetos listrados nos lugares onde você costuma se sentar.

Sugestões de Cura

- A presença de listras na sala de jantar faz com que você corra mais rápido; mas, nas partes da casa onde você quer se exercitar ou trabalhar, as listras podem inspirá-lo a se movimentar.
- Coloque um vaso listrado em cima do televisor.
- Use uma treliça (que consiste, na verdade, em dois conjuntos de listras diagonais) como divisória, num local onde ela possa ser vista da poltrona onde você se senta.
- Ponha vários livros alinhados na vertical num ponto onde eles possam ser vistos da sua escrivaninha.
- Beba água em copos listrados.

38. Quais as formas que levam você a comer mais depressa?

Os círculos e as bolinhas

Se você tende a engolir a comida inconscientemente, fique longe das formas circulares. As formas redondas, mais do que quaisquer outras, atraem a nossa atenção e nos fascinam. Isso se deve, em parte, ao fato de que o nosso instinto de sobrevivência exige que calculemos a velocidade de movimento dos objetos. É preciso uma observação mais atenta para se determinar o movimento de um objeto circular, como uma pedra, do que o de um tigre saltando na nossa direção, por exemplo. Os pontos, bolinhas e círculos, especialmente quando repetidos e formados num padrão, exacerbam esse fenômeno, pois a quantidade de material a ser compreendido é muito maior. Uma forma que chama tanto a nossa atenção pode nos distrair do que estamos fazendo — da refeição, por exemplo. A forma redonda, em qualquer uma das suas manifestações, seja em copos, em pratos, em vasilhas ou em vasos, nos estimula a pensar e a expressar nossos pensamentos; e podemos nos envolver tanto nesse processo que passamos a ignorar o quanto estamos comendo.

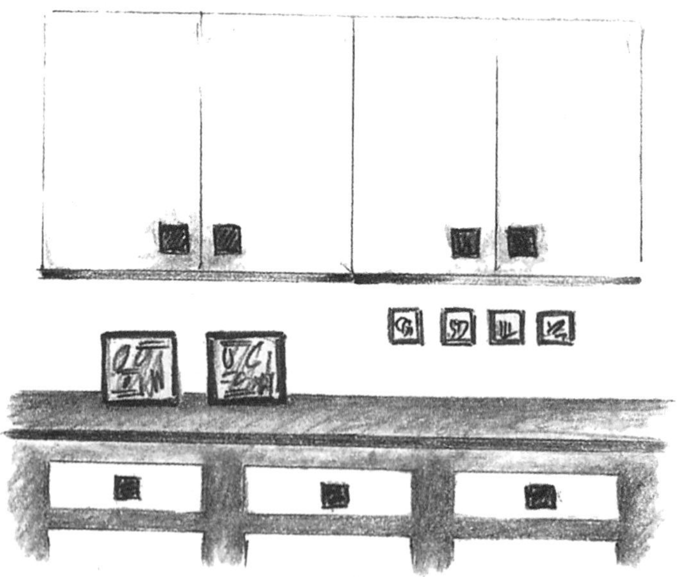

A troca de puxadores redondos por puxadores quadrados no mobiliário da cozinha ou da sala de jantar é um meio eficaz para se evitar os círculos e bolinhas, formas que nos levam a comer mais depressa.

Sugestões de Cura

- Nas casas em geral, existem muitos objetos com círculos e bolinhas, de cuja presença mal tomamos conhecimento. Retire-os ou mude-os, especialmente se estiverem na sala de jantar ou em outro lugar no qual você costume comer.
- Troque os puxadores dos móveis da sala de jantar, de redondos para quadrados.
- Evite os copos redondos.
- Compre pratos quadrados.
- Retire de vista as vasilhas e vasos redondos que contenham arranjos florais, bem como as peças redondas de centro de mesa.
- Use uma toalha de mesa xadrez, em cores contrastantes.
- Escolha uma peça quadrada ou de formas onduladas para pôr no centro da mesa.
- Se for usar toalhinhas individuais, ponha-as numa cor que combine com a dos pratos, camuflando a forma redonda destes. Pela fusão das cores, seu olho só verá a forma geral dos pratos.

39. Por que a cozinha não deve ser vista da entrada da casa?

Porque a visão da cozinha predispõe os moradores a comer demais

Existe uma íntima associação entre a comida e o amor. Mesmo agora, na idade adulta, uma das primeiras coisas que faço quando vou para a casa dos meus pais é abrir a geladeira. Do mesmo modo, quando a cozinha é visível da entrada da casa, nossa atenção se volta para a comida.

Sugestões de Cura

Se a sua cozinha puder ser vista da entrada da casa, provavelmente não será possível mudar a cozinha de lugar. Eis algumas alternativas:

- Construa uma "parede falsa" (não estrutural) entre a entrada e a cozinha.
- Coloque um biombo diante da entrada da cozinha.
- Instale uma mola na porta da cozinha para que ela se feche sozinha.
- Jogue um foco de luz sobre uma pintura para que ele chame mais a atenção do que a vista da cozinha.

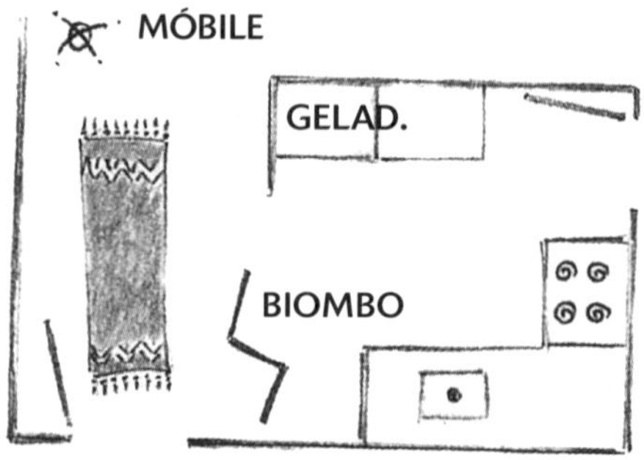

Faça de tudo para que o olhar das pessoas que entram na casa não se volte para a cozinha: barre a vista desta ou instale um objeto que chame a atenção.

- Coloque um cabideiro, uma secretária eletrônica ou qualquer outro equipamento interativo perto da porta da cozinha, para dar aos que entram uma alternativa de ação.
- Ponha no chão uma passadeira que vá desde a entrada da casa até depois da porta da cozinha.
- Se a sua casa tiver sistema de alarme, monte o painel de controle depois da entrada da cozinha, de modo que, para desligar o alarme ao chegar em casa, você não tenha de parar num lugar de onde possa ver a cozinha.

40. O que pode ajudar você a não "beliscar" enquanto trabalha na cozinha?

Uma vista para um ponto distante, quer fora de casa, quer por uma pintura em perspectiva

Passamos bastante tempo trabalhando perto da pia da cozinha. Normalmente, nesse caso, estamos preparando a comida. O desejo de "beliscar" enquanto preparamos a refeição pode ser intensificado pela proximidade física do alimento. Todos nós já justificamos para nós mesmos o fato de comermos um bocadinho disto, um pedacinho daquilo, fingindo não saber que os "beliscos" acrescentam à nossa dieta calorias não computadas e apegando-nos à crença de que pequenos bocados não fazem diferença.

Por isso, convém ter por perto algo que nos distraia da comida, mesmo que a nossa atenção esteja, como deve estar, voltada para a preparação do alimento. Uma vista que tenha profundidade, movimento e, de preferência, as belezas da natureza, seria exatamente a solução recomendada por um profissional de feng shui.

Sugestões de Cura

Se você tiver uma janela acima da pia ou da bancada da cozinha, tudo bem. Se não, eis algumas outras soluções:

- Ponha na parede uma pintura em perspectiva, com ponto de fuga distante, como a de um caminho que leva a uma montanha ao longe.

- Pendure na parede uma paisagem ou uma imagem que reproduza uma cena natural. Com isso, a mente deixará de pensar em comida e se concentrará nessa imagem positiva.

- Pendure na parede, no nível dos olhos, um disco pequeno, plano e brilhante.

6

Soluções para Superar o Trauma Emocional da Morte e do Divórcio

Ninguém passa ileso pela vida. Precisamos de uma corda salva-vidas que nos impeça de naufragar nos tempos difíceis que vêm depois de uma perda. A perda nos leva a dissolver os padrões atuais da nossa vida e, no ambiente físico, a substituí-los por padrões que promovam a cura e a mudança, sempre que esta for apropriada. As soluções de feng shui podem nos ajudar nesses tempos difíceis.

41. Qual a forma que pode ajudar você a se sentir menos vulnerável depois de uma perda?

O quadrado

A perda afetiva ou a perda de um ente querido pode tirar de você os apoios que o sustentavam, deixando-o vulnerável a ponto de não conseguir mais agir. Para contrabalançar essa debilitante sensação de perda, é imperioso introduzir em sua casa móveis e acessórios que o façam sentir-se apoiado e com os pés firmemente plantados no chão.

O quadrado, mais do que qualquer outra forma, dá a sensação de estabilidade. Tendo todos os lados do mesmo tamanho, ele pode suportar igualmente as pressões aplicadas em todos os pontos da sua periferia. Por isso, o simples ato de olhar para um quadrado pode ajudar você a pôr de novo os pés no chão.

Depois de uma crise, é sempre bom encontrar meios para promover a estabilidade e recuperar uma sensação de proteção. Considere a hipótese de levar o maior número possível de objetos baixos, pesados e quadrados para lugares onde você os veja com freqüência. É verdade que o processo de luto é benéfico para a cura, mas a sensação de estabilidade pode tornar o sofrimento mais fácil de suportar.

Sugestões de Cura

- Corte os tapetes retangulares e deixe-os quadrados.
- Coloque um tapete quadrado sob uma mesa de centro ou ao lado da sua cama.
- Pendure um quadro quadrado na frente de uma cadeira que você use bastante.

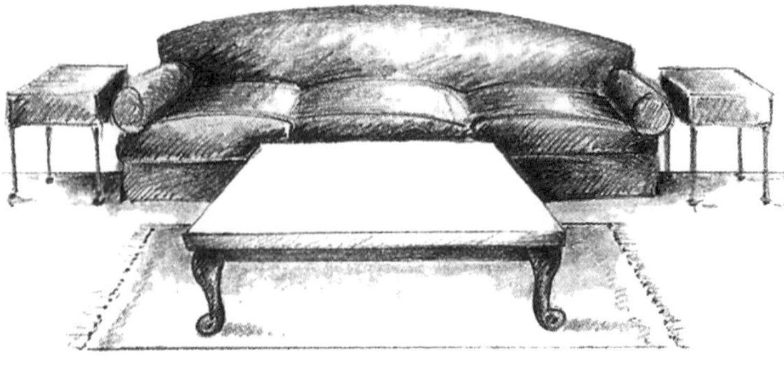

Móveis pesados, quadrados e baixos, e tapetes e acessórios quadrados dão uma sensação de segurança que às vezes se faz necessária depois de uma grave perda.

• Caso a cadeira em que você se senta para jantar seja de braços, cubra com tecido a abertura entre os braços para dar à cadeira uma aparência sólida.

• Mude de lugar os móveis da sua sala de estar para dar ao conjunto deles o aspecto de um quadrado.

42. Que cor você deve eliminar da sua casa depois de perder um companheiro?

O alaranjado

Conceitualmente, o casamento funde duas pessoas numa só unidade. Muito embora você mantenha a sua identidade própria em muitos campos da sua vida, existe o acordo tácito de que, sob diversos aspectos, os dois membros de uma relação a dois constituem uma só entidade. Como o alaranjado é a cor da fusão, o melhor é eliminá-lo da sua casa nos meses difíceis que se seguem à morte do parceiro ou ao divórcio.

Substitua o alaranjado pelo azul durante pelo menos noventa dias. Com isso, você estará aumentando o seu amor-próprio e a sua capacidade de lidar com uma situação difícil.

Sugestões de Cura

• Cubra os móveis estofados de laranja com colchas ou peças de tecido de cor azul.

• Troque os quadros onde predomina o laranja por outros em que predomine o azul.

• Em diversos cômodos, ponha vários objetos em pontos que chamem a atenção, para assim atender às suas necessidades atuais. Saiba que a maioria das cores, o azul inclusive, aparecem misturadas com outros tons. Se você souber quais tons suplementares usar, poderá trabalhar a sintonia fina da mensagem veiculada pelo azul:

O azul com amarelo cria uma sensação de otimismo.
O azul com vermelho gera a sensação de que você é importante.
O azul com verde produz a sensação de que você é capaz de mudar.
O azul-claro faz a ponte entre o eu e a espiritualidade.
O azul-escuro estimula você a cuidar da saúde.

43. Que cor você deve evitar usar nas luzes próximas aos espelhos depois de sofrer uma perda?

O amarelo

A visão da cor amarela ou dourada pode gerar otimismo; mas, a menos que a sua pele seja avermelhada, a luz amarela pode dar ao seu reflexo um aspecto de esgotamento e doença. Quando sofremos os efeitos da perda, temos a tendência de sentir de maneira negativa muitas coisas, inclusive a nossa própria pessoa. Infelizmente, é exatamente nessas épocas que somos obrigados a mudar. Ver o nosso reflexo iluminado da melhor maneira possível é como usar acessórios que aumentam a autoconfiança: acende-se de novo em nós a chama do otimismo. Os seres humanos levam em si um recurso natural de sobrevivência, o otimismo, por mais que pareça estar morto e enterrado.

Sugestões de Cura

- Cubra a lâmpada com papel ou tecido não-inflamáveis, perto do espelho onde você se arruma, usando a melhor cor para você:

  Para pele escura (negra ou em tons de marrom sem amarelo), use o vermelho.
  Para pele azeitonada com tons de amarelo, use o rosa.
  Para pele branca com tons de vermelho, use o verde.
  Para pele branca sem tons de vermelho, use o rosa.

- Usando tinta ou tecido, emoldure o seu espelho com a cor adequada à sua cor de pele.
- Nas áreas próximas aos espelhos, instale lâmpadas da cor adequada.

44. Qual é a tarefa doméstica que você não pode esperar muito para fazer depois de sofrer uma perda?

Dar ou jogar fora os objetos que pertenciam à outra pessoa.

Muito já se escreveu sobre a bagunça e suas conseqüências negativas. Em geral, a bagunça impede a mudança porque representa o apego, simboliza o medo do desapego, prejudica o desenvolvimento de meios e instrumentos de mudança e impede você de seguir adiante com a sua vida.

É verdade que você deve ter respeito pelo lado positivo da pessoa que já não faz parte da sua vida — afinal de contas, toda experiência tem o seu

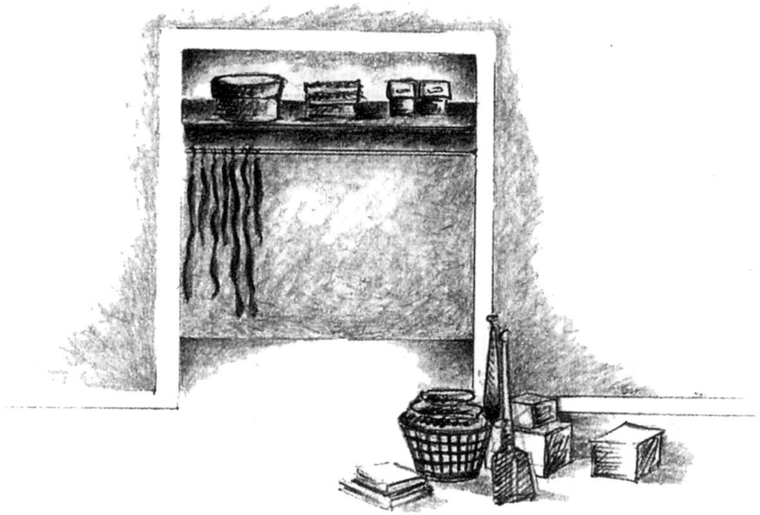

Fica difícil começar uma "nova" vida enquanto você não tirar de casa os objetos que pertenciam à pessoa que se foi.

valor — , mas também é importante que você tire da sua casa qualquer coisa que o mantenha preso no passado. Depois da morte de um ente querido, o ato de limpar o armário, a cômoda e a escrivaninha dessa pessoa será uma experiência catártica. O mesmo se pode afirmar em relação ao divórcio.

Você não tem de mexer com isso no dia seguinte à perda, nem mesmo na semana seguinte, mas o melhor é terminar de separar as coisas e de se desfazer delas no máximo dezoito meses depois de a pessoa ter morrido ou ido embora.

Sugestões de Cura

Depois da morte de um ente querido

- Só guarde uns poucos objetos especiais que pertenciam à pessoa, como um peso para papéis, um frasco de perfume, cartas ou peças de roupa.
- Doe todas as coisas úteis para bazares com fins caritativos, bibliotecas históricas ou abrigos para os sem-teto.
- Dê coisas para os amigos da pessoa. Todos os que a conheciam ficarão encantados por receber uma lembrança dela.

Depois do divórcio

- Estabeleça para o seu ex-cônjuge uma data-limite razoável até a qual ele tenha de retirar da casa todos os objetos que lhe pertenciam. Caso ele não venha, faça você mesmo o serviço.

• Deixe que os seus filhos peguem o que quiserem para si; quanto ao resto, jogue fora ou doe.

• Guarde numa caixa todas as coisas que tenham valor material ou sentimental e envie a caixa à nova casa do seu ex-cônjuge.

45. Quantas cadeiras deve haver à mesa de jantar depois de uma perda?

Apenas o número suficiente para as pessoas que estarão jantando, mais dois possíveis convidados

Se comer fosse uma simples exigência da natureza, provavelmente não repararíamos na alimentação, como não reparamos na respiração, por exemplo. Entretanto, a alimentação é, na maioria das vezes, uma ocasião de contato e interação com as outras pessoas. Em muitos casos, o café da manhã e o almoço são ocasiões a serem compartilhadas com os familiares, amigos ou colegas, e o jantar às vezes representa a única ocasião em que os familiares se reúnem.

Como viajo muito, muitas vezes tenho de comer sozinha. Quando estou comendo sozinha, as outras pessoas presentes no restaurante costumam me cumprimentar, com pena de mim. Os balcões de bar diminuem a sensação de isolamento, porque ficamos de frente para o garçom e não para uma cadeira vazia.

Logo depois da morte de um ente querido, sentimos mais profundamente a ausência da pessoa na hora das refeições. Quando há mais de duas cadeiras vazias à mesa, o vazio aumenta a sensação de perda.

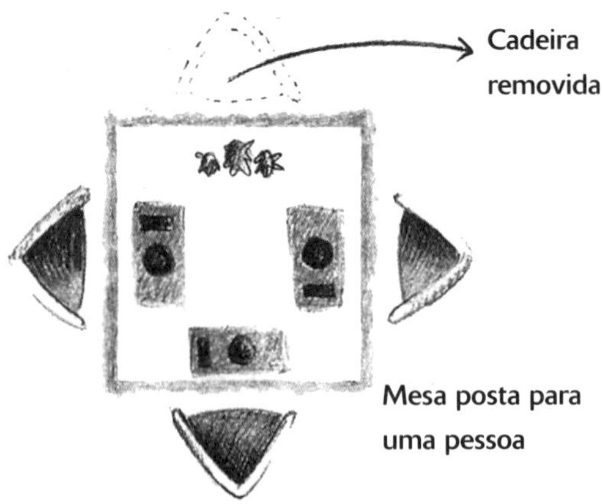

Para não se sentir sozinho, não deixe mais de duas cadeiras sobrando na mesa do jantar.

Sugestões de Cura

- Ocupe a cadeira antes usada pela outra pessoa.
- Reposicione as demais cadeiras, quer contra uma parede, quer junto a outra peça de mobiliário, como um balcão, quer mesmo em outra peça da casa.
- Fique de frente para uma cena ativa, não estática — esta é uma época em que assistir à televisão pode ser benéfico, mas uma janela ou uma obra de arte representando alguma atividade também podem ajudar.

46. Quais as mudanças que você deve fazer no quarto depois de uma perda?

Tantas quantas forem possíveis, o mais rápido possível, em caso de divórcio; de modo mais gradual, em caso de morte

Se a pessoa dormia no mesmo quarto que você, é imprescindível que você faça mudanças no quarto. Ficam gravados no espaço os padrões de movimento e pensamento da pessoa e as atividades comuns entre vocês, e isso pode impedir que você faça as mudanças que a sua vida agora necessita.

Sugestões de Cura

- Mude a cama de lugar, desde que a mudança não deixe a cama num local ruim segundo os cânones do feng shui. Em geral, a cama deve ser posicionada de modo que os que nela se deitam possam ver facilmente a entrada do quarto. Se isso não for possível, ponha na parede um espelho ou outro objeto refletor para que você possa ver a porta do quarto quando estiver deitado.
- Compre lençóis novos e jogue fora ou doe os velhos, ou ainda use-os como panos de chão.
- No mínimo, vire o colchão e, se possível, compre num prazo de nove meses um novo colchão e uma cabeceira para a cama.
- Retire dos criados-mudos todas as coisas que pertenciam à outra pessoa e ponha no mesmo lugar objetos que pertençam a você.
- Esvazie a cômoda e o armário e, se não conseguir se desfazer das coisas, pelo menos guarde-as em caixotes e ponha-as em outro lugar.
- Mude de lugar algumas obras de arte.
- Abra as cortinas e persianas durante o dia.
- Instale um sino de vento para que toque com a brisa que entra pela janela, ou posicione-o perto de uma saída de ar condicionado.

47. O que se deve pôr em todos os cômodos da casa depois de uma perda?

Um objeto que se movimente à passagem do ar, para quebrar a imobilidade do ambiente

A vida gera mais vida. Depois de perder alguém, faça o mesmo que a natureza faz para infundir vida nos espaços. Na natureza, os lugares mais vivos são os que oferecem possibilidades amplas e variadas de interação. O deserto é feito praticamente só de areia, e o Pólo Norte, só de neve; nas zonas tropicais e temperadas em que o solo é fértil e a água é abundante, as folhas das árvores farfalham com o vento, os ramos se movimentam, os passarinhos cantam e a relva dança. Em suma, o movimento é uma afirmação da vida.

Sugestões de Cura

Movimento

- Ponha uma planta num cômodo que você usa e volte para ela um ventilador.
- Se as cortinas forem de tipo leve, aponte para elas um ventilador, especialmente se as janelas estiverem fechadas.
- Pendure um móbile no teto perto da porta, de modo que o ar o mova quando a porta estiver aberta; ou pendure-o perto de uma janela que você costuma deixar aberta.

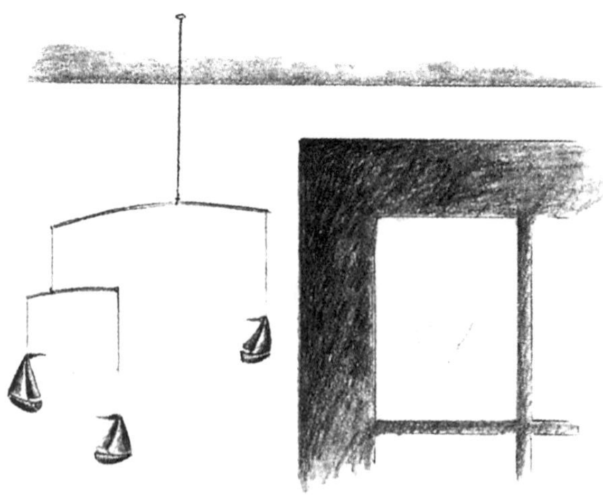

Um móbile leve enche a casa de vida e é um antídoto contra o vazio que sentimos depois de perdermos um membro da família.

• Compre uma fonte de água ou faça uma fonte improvisada com uma bomba de aquário mergulhada numa vasilha d'água.

Som

• Ligue a TV no Canal do Tempo. Os locutores mudam a cada vinte minutos e suas vozes parecem mais reais do que as dos canais comuns.

• Compre um passarinho — ou qualquer outro bicho de estimação.

• Pendure sinos nos puxadores das portas, gavetas e armários que você usa cotidianamente. Instale sinos diferentes, para que cada local tenha o seu som específico.

Aromas

• Há produtos comerciais com aromas que reproduzem os da grama, da lama, do milho e de praticamente todas as substâncias orgânicas. Use aromas que reproduzam os de um ambiente natural de que você goste, como, por exemplo:

Pinho (florestas)
Gardênia ou rosa (jardins floridos)
Grama (piquenique)
Brisa do mar (praia)

48. Quais as mudanças que você deve fazer na entrada de casa depois de sofrer uma perda?

Retire todos os objetos de decoração colocados sobre a porta ou perto dela e substitua-os por outros que reflitam interesses pessoais diversos ou uma estética diferente

A entrada da casa é um reflexo das pessoas que nela moram. Muitas vezes, os objetos artísticos ou acessórios que vemos fora da casa bastam para nos dar uma idéia de como são as pessoas que residem lá. As imagens que vemos imediatamente ao chegar numa casa nos afetam profundamente.

Examine cuidadosamente as imagens fixadas nas paredes, a placa com o nome dos moradores, o botão da campainha, a aldrava, as decorações de festas e todos os outros acessórios e objetos decorativos de jardim. Descubra como a pessoa desaparecida está representada nesses objetos e decida se vai conservar essa expressão ou modificá-la. Só devem permanecer as imagens que transmitem amor e afirmação.

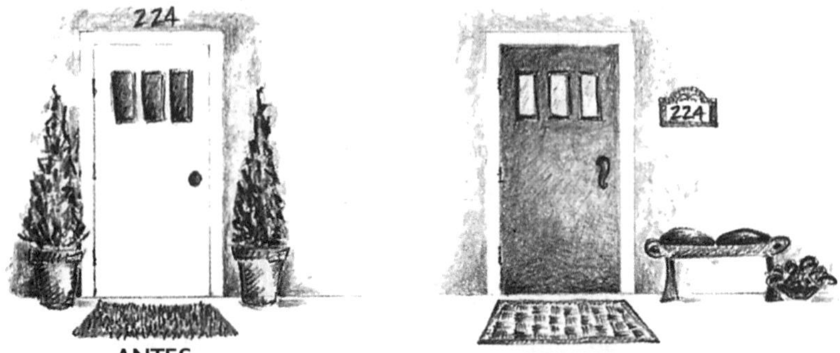

ANTES DEPOIS

Mude pelo menos três coisas no exterior da entrada depois de um divórcio ou da morte de uma pessoa querida. As novas imagens devem refletir os seus interesses.

Sugestões de Cura

- Acrescente um objeto ou imagem de cor amarela, a cor do otimismo — como, por exemplo, um ornamento de bronze.
- Conserte tudo o que estiver evidentemente quebrado.
- Pinte a porta da frente de uma outra cor.
- Adquira um novo capacho.
- Instale no exterior da entrada pelo menos três novos ornamentos de sua escolha, como uma guirlanda, uma bandeira e uma nova caixa do correio.
- Ponha um novo enfeite no jardim.

49. Como você pode usar a luz para se curar depois do divórcio ou da morte de um ente querido?

Encha a sua casa de luz solar e de luz elétrica e, à noite, banhe de luz todo o perímetro da casa

Pense em como a luz solar é essencial para o crescimento da vegetação. Pense em quantas doenças de pele melhoram com o sol e como certas formas de depressão são inclusive desencadeadas pela falta de luz e podem ser curadas com uma fototerapia. Deixar a luz do sol entrar em casa é uma das melhores armas contra o baixo astral. Na religião judaica, nos sete primeiros dias depois de uma morte em família, as pessoas enlutadas fecham todas as cortinas e cobrem todos os espelhos da casa. Isso tem sentido, pois na primeira semana depois da perda é adequado que os familiares sofram. A re-

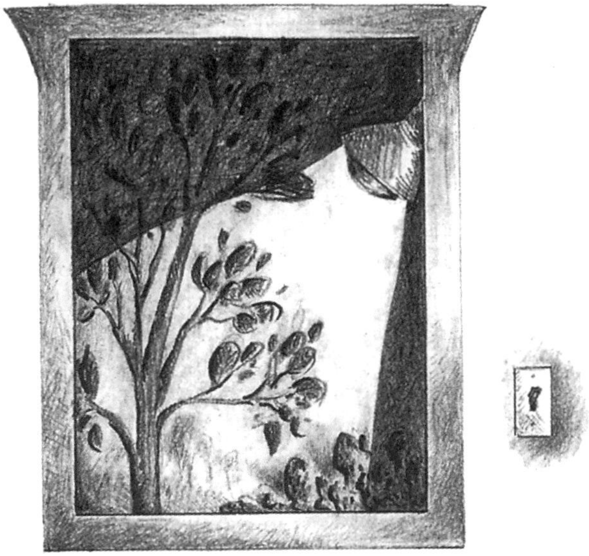

Uma luz brilhando na escuridão pode diminuir o desespero que se instala quando o sol se põe.

pressão desses sentimentos é nociva, pois as emoções reprimidas voltam para nos assombrar. Depois de uma morte em família ou de um divórcio, precisamos sofrer um pouco para que a cura possa se operar. Por isso, é muito adequado que todos os seus vínculos com o mundo exterior se fechem e que você não possa se ver no espelho depois da morte de um ente querido. Porém, depois de passado esse período de sofrimento intenso, faz-se necessária a experiência ambiental oposta para podermos seguir em frente.

Sugestões de Cura

- Durante o dia, abra as cortinas, levante as persianas e remova os obstáculos que bloqueiam a luz solar.
- Instale um holofote fora de casa para iluminar o exterior e banhe de luz os arredores de sua casa durante a noite.
- Pendure cortinas amarelas junto às janelas, para que elas dêem a ilusão de luz quando você precisar de privacidade durante a noite.

50. Quais aromas diminuem a sensação de confusão e a instabilidade mental?

Os do eucalipto, do hissopo, da mirra, da manjerona e do pinho

Todos os aromas têm relação com um dos cinco elementos do feng shui. O elemento metal ajuda a lançar luz sobre os processos mentais e estimula a coleta de informações e a organização das idéias. Se você fizer uso de um dos aromas do elemento metal, poderá se concentrar na busca de soluções para a sua vida depois da perda e terá um auxílio para diminuir a dor emocional.

Sugestões de Cura

- Ferva folhas de eucalipto numa panela d'água. Esse aroma vai ajudar você a superar a incapacidade de seguir em frente e pode aumentar a sua força para deixar para trás as coisas que já não lhe servem.

- Compre óleo essencial de hissopo e use-o num anel aromático — do tipo que se põe sobre uma lâmpada incandescente — para dissipar a negatividade e o espírito sombrio e para melhorar a concentração, revigorando a mente e reduzindo o esgotamento nervoso.

- Adquira uma pasta de dentes com aroma de mirra (que pode ser encontrada em lojas de produtos naturais), pois a mirra tem um efeito poderoso sobre o sistema nervoso e penetra na psique para nos ajudar a transcender e transformar certos aspectos da existência material.

- Adquira um sachê de manjerona e ponha-o sobre a escrivaninha, sob o travesseiro ou em qualquer outro lugar onde a concentração lhe seja necessária. A manjerona tem o poder de aliviar as tensões e mitigar as preocupações quando você está sob pressão (é por isso que é usada tradicionalmente em casamentos). Essa erva é eficaz para reduzir a insônia e o sofrimento psíquico em geral.

- Acenda velas com aroma de pinho para desapegar-se das coisas velhas e inúteis e para recuperar a confiança. O pinho também colabora com a reversão da perda de memória recente, restaura o seu senso de identidade e faz com que você crie uma auto-imagem vibrante.

7

Soluções para Transmitir uma Boa Imagem para os Vizinhos

A imagem que sua casa projeta para os vizinhos afeta o modo pelo qual eles tratam você. Ser bem tratado pelos outros é um fator essencial para a alegria. Quando meus novos vizinhos pintaram a porta da frente de verde-claro e puseram diante dela um capacho com as palavras "Bem-Vindo!", toda a vizinhança soube que eles eram pessoas amistosas e acessíveis. Esse casal logo se entrosou com todos os moradores dos arredores. A vizinhança é uma extensão da sua casa; por isso, é importante pensar na mensagem que está sendo transmitida pelo exterior do seu lar.

51. O que pode promover a camaradagem entre vizinhos?

A presença de calçadas ou caminhos entre as casas dos vizinhos

A essência da vizinhança é o conceito de ligação ou relação — o Tao. Por mais que essa idéia pareça simplista, o fato é que ninguém vive feliz sem ter vínculos com a sua comunidade. A verdade é que nossa vida mudaria por completo se não fosse pela rede de ligações que nos cerca. No nível mais profundo, romper essas ligações equivale a nadar contra a corrente da vida.

O bairro onde eu morava na infância deixou em mim profundas lembranças dos benefícios do relacionamento entre vizinhos. Em nossa rua, a Burnett Terrace, formara-se uma associação cujo único objetivo era social. Eu conhecia todas as famílias que moravam naqueles oitocentos metros de rua. A vida era estável e acolhedora, pois eu conhecia os meus vizinhos e era conhecida por eles. No bairro onde resido atualmente, a mesma coisa acontece, e tenho certeza de que só comprei a casa onde moro hoje porque a vizinhança, pequena, me lembra as experiências positivas que tive durante a infância.

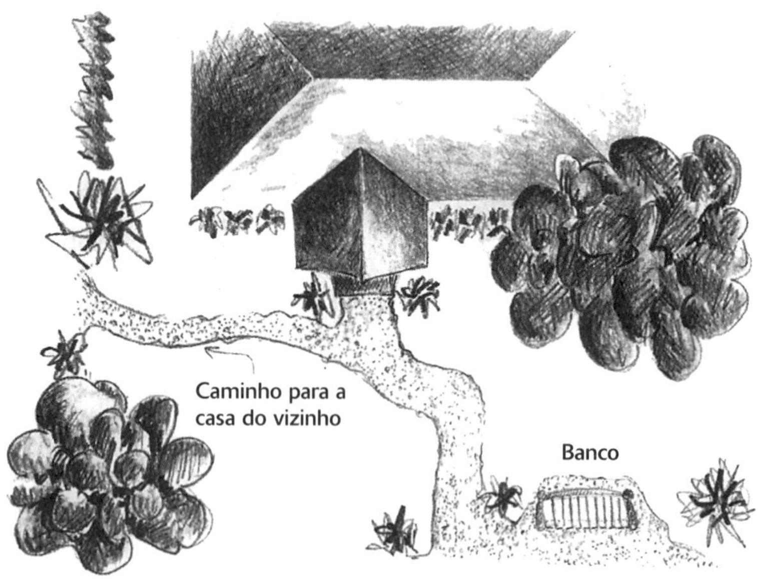

O bem-estar é promovido pela quantidade e variedade de associações e relações; se você fizer um caminho entre a sua casa e a do vizinho, ou puser um banco no quintal da frente da casa, estará ativando o local e, assim, promovendo o inter-relacionamento entre as pessoas.

Sugestões de Cura

• Se não houver calçadas no seu bairro, tome um pedaço do seu quintal da frente e transforme-o numa boa via para o trânsito de pedestres ou num local de encontros. Tire um pouco da grama e substitua-a por brita ou qualquer outro pavimento.

• Coloque um banco no quintal da frente, ou mesmo uma prancha de madeira sobre dois tocos de árvore, mostrando às pessoas do bairro que você gostaria de vê-las ocupando o espaço livre na frente da casa.

• Crie pequenos lugares para encontros e conversas: por exemplo, uma mesa em frente à casa com tomates tirados da horta ou buquês de narcisos tirados do jardim, postos ali para quem quiser levar.

52. De que modo a cerca do seu terreno pode reforçar a sua individualidade?

Na medida em que define claramente os seus limites

Há muitos anos, quando eu estava procurando uma casa para comprar, o corretor de imóveis me perguntou quais eram os meus requisitos. Minha resposta foi muito simples. Eu queria uma casa onde pudesse me sentir à vontade para sair nua pela porta da frente sem ser vista pelos vizinhos. É claro que eu estava falando num sentido metafórico. Eu simplesmente queria me sentir livre e deixar claro quais eram os meus limites que não estavam abertos a negociação.

Do mesmo modo, instalar de algum modo uma cerca ou um limite em torno da sua casa ou propriedade é um estímulo ao sentimento de liberdade. Minha irmã mora em apartamento e seu antigo vizinho de baixo era obcecado pelo som de passos. Ela descobriu essa obsessão quando decidiu reformar a casa e, entre outras coisas, tirar o carpete do assoalho de madeira. Poucos dias depois, o vizinho começou a reclamar de que os passos o estavam deixando maluco; e, como as regras do condomínio davam razão a ele, minha irmã literalmente tinha de andar na ponta dos pés dentro da própria casa. Foi uma época muito desagradável, na qual mais um fator de tensão entrou na vida dela. Por fim, ela admitiu a derrota e reinstalou o carpete sobre o assoalho.

A privacidade dos olhos e ouvidos é essencial para que você se sinta livre dentro da sua própria casa. As cercas normalmente são concebidas como sinais demarcadores das propriedades, mas, no feng shui, elas são pensadas tridimensionalmente. Se você não pode cantar a plenos pulmões, não

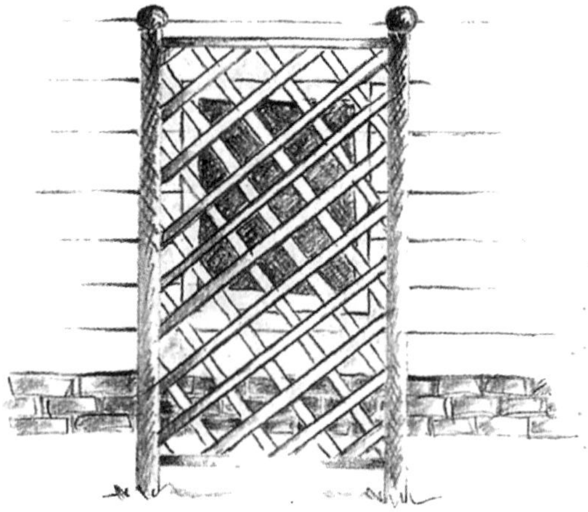

Uma treliça posta do lado de fora de uma janela confere privacidade aos ocupantes da casa mas, ao contrário de cortinas permanentemente fechadas, não é sinal de repulsa ao contato com outras pessoas.

pode andar nu do banheiro até o quarto nem pode passar a noite inteira assistindo à TV sem incomodar um vizinho, é porque algum tipo de cerca se faz necessário. Pense na cerca como uma espécie de proteção para que você não tenha de levar em conta mais as necessidades dos outros do que as suas próprias.

Sugestões de Cura

- Se possível, cerque o seu quintal.
- Instale cortinas que cubram as janelas inteiras, ou parte delas.
- Revista as paredes de placas de cortiça a fim de amortecer os sons entre os quartos ou em relação aos vizinhos; e instale cortinas leves, de tule, que deixam passar a luz mas não deixam que os outros vejam os detalhes do que acontece na sua casa.
- Ponha uma treliça (gelosia) do lado de fora de uma janela para impedir a visão de fora para dentro.
- Se você tem um vizinho de baixo, pense na possibilidade de instalar carpetes grandes e felpudos sobre os trechos por onde você mais anda dentro de casa.
- Ponha um biombo dentro de casa em frente à janela que dá para a rua ou para um corredor externo.

53. Que imagem é comunicada pelas cercas?

A natureza dos limites emocionais da família

Os psicólogos nos dizem que os limites pessoais são um dos fatores críticos de qualquer relacionamento. Num espaço físico visível ao público, as cercas podem evidenciar a natureza dos limites emocionais da família. A escolha do tipo de cerca revela o modo pelo qual a pessoa ou a família que mora na casa encara a questão da intimidade, e quais são os valores que permitem que os moradores se sintam íntimos de alguém. A forma e a cor da cerca comunicam uma mensagem. Circunde a sua propriedade com uma cerca cuja mensagem tenha relação com quem você realmente é.

Sugestões de Cura

- Use uma cerca de estacas separadas para demonstrar que você é tradicional sem deixar de ser flexível.
- Instale uma tela de arame para deixar claro que sua família precisa de muita privacidade.
- Escolha uma cerca do tipo paliçada se você for emocionalmente reservado.
- Construa um muro de pedra ou de tijolo se você quiser que os outros saibam que você é uma pessoa confiável, com quem eles podem contar.
- A cerca de dois caibros estabelece limites, mais não implica uma recusa de contato.

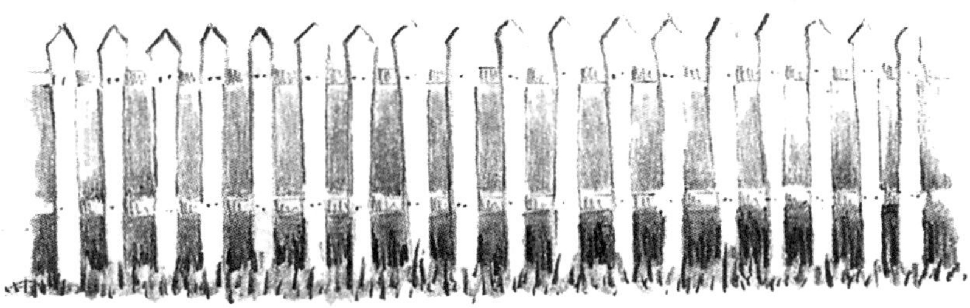

A cerca de estacas separadas mostra que você valoriza a tradição mas é aberto à mudança.

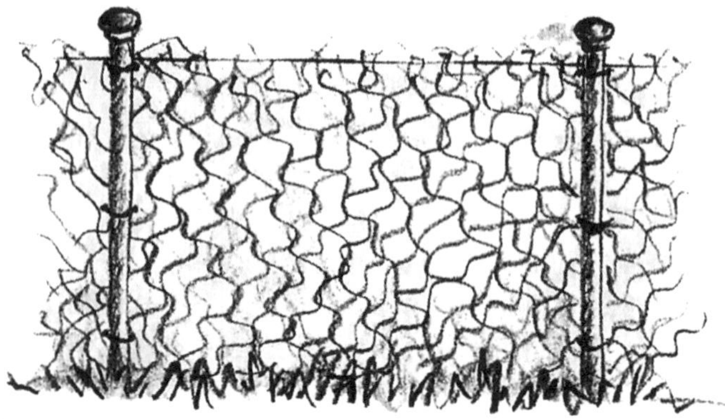

A cerca de tela de arame demonstra um forte desejo de privacidade.

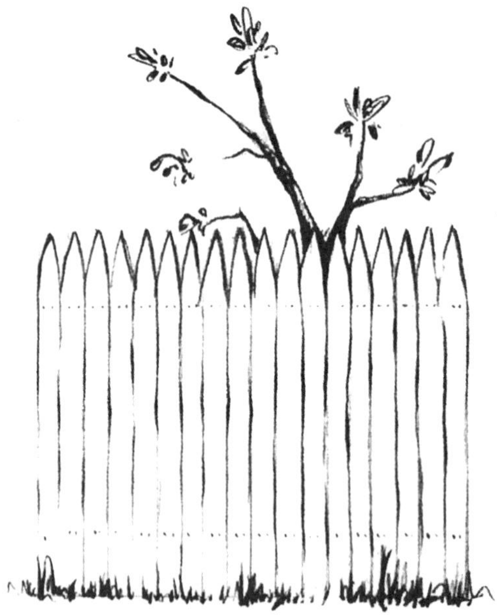

A cerca tipo paliçada mostra que os moradores da casa não estão dispostos a revelar aos outros a natureza de suas emoções.

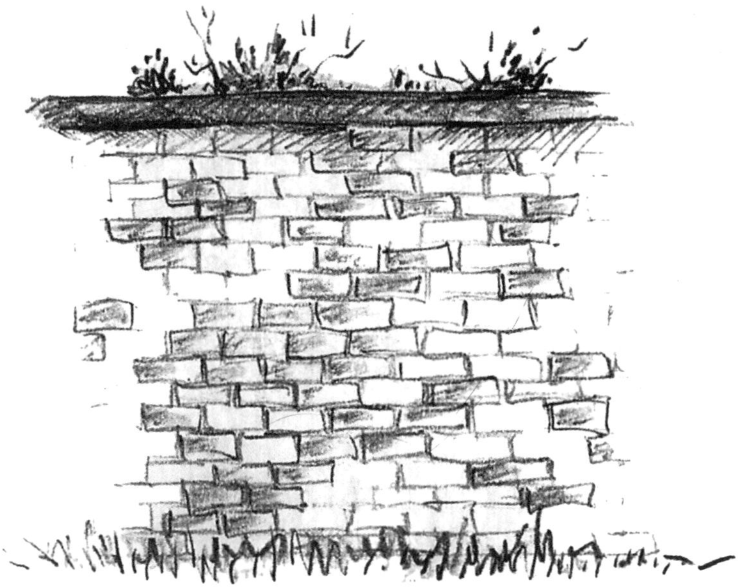

Os que querem ser conhecidos como pessoas confiáveis costumam escolher muros de tijolo ou pedra.

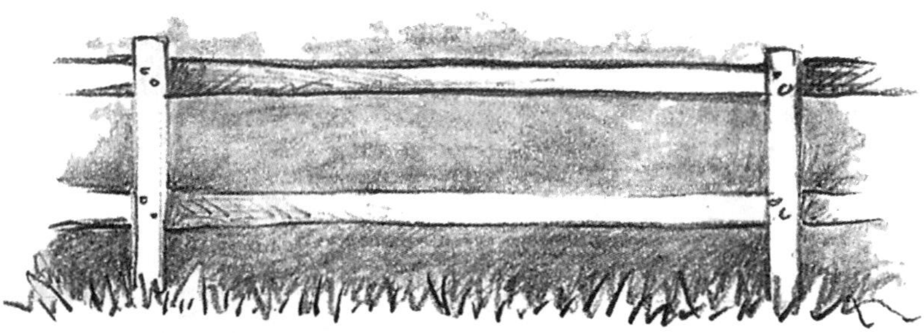

A cerca de dois caibros deixa claro que você tem o seu próprio território, mas não impõe um desejo de distanciamento emocional.

54. Que mensagem é transmitida por um caminho que vai reto do portão à porta?

Que os moradores da casa levam uma vida tensa e não têm tanto controle sobre suas vidas quanto gostariam de ter

O ato de caminhar por uma passagem sem curvas nem sinuosidades não deixa espaço para o divertido, o inesperado. Quando a forma do caminho não colabora para diminuir o ritmo do andar, a caminhada tende a ser mais apressada e menos satisfatória. As pessoas que escolhem ou traçam um caminho reto tendem a viver apressadas e preocupadas. A pressa significa que a pessoa dá menos atenção a si mesma e aos outros.

Além disso, se o caminho for comprido (pelo fato de a casa estar localizada longe da rua) além de reto, os moradores da casa tenderão a ter um sentimento de superioridade. O fato de ver uma porta no fim de um longo caminho aumenta a ansiedade de chegar e afasta o caminhante do seu destino.

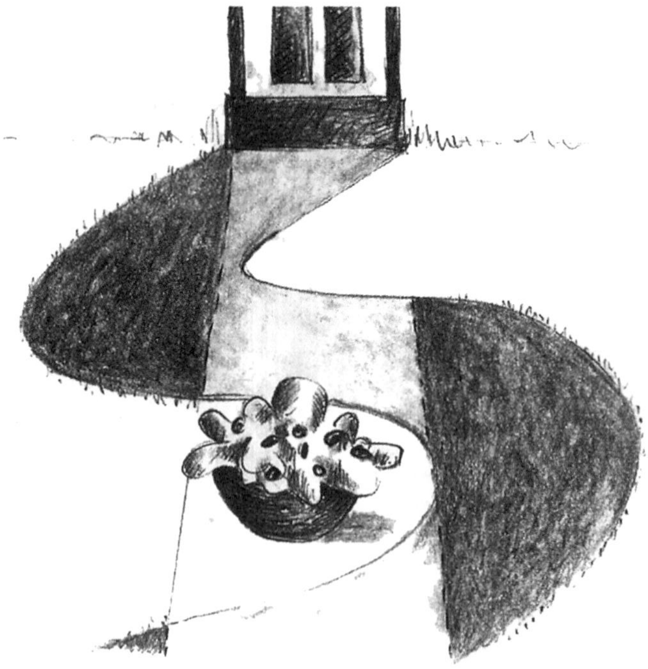

Se você usar vasos de plantas para mudar o traçado de um caminho reto, estará comunicando que você é uma pessoa tranqüila e que deseja que os outros fiquem à vontade.

Sugestões de Cura

Caso você não se sinta à vontade com as mensagens assim comunicadas, eis o que pode fazer para criar um caminho sinuoso:

- Limpe a área ao redor do caminho, dando-lhe uma forma sinuosa, e preencha-a depois, com materiais de cor semelhante à do caminho propriamente dito. O caminho tomará outro aspecto.

- Coloque no meio do caminho um vaso, um relógio de sol ou qualquer outro objeto que tenha tamanho suficiente para mudar a direção de quem chega.

- Cubra parte do caminho já existente com uma treliça ou outro abrigo desse tipo, a fim de criar uma experiência diferente no meio da caminhada.

55. O que você pode fazer se precisa de privacidade mas não consegue obtê-la, por morar num lote de esquina?

Vede as janelas da ala íntima da casa e chame a atenção dos transeuntes para outra coisa qualquer

Os lotes de esquina geralmente se destacam no bairro, mas o interior da casa de esquina também é muito mais visível*. Se você não se sente à vontade com todas as atenções voltadas para a sua residência, o desafio, nesse caso, é obter um pouco de privacidade.

Sugestões de Cura

Para não se sentir como um peixe num aquário, nem ter de se esconder atrás de cortinas fechadas o dia inteiro, você pode usar as seguintes técnicas de feng shui para equilibrar um pouco a abertura e a privacidade:

- Construa uma treliça do lado de fora das janelas, especialmente as dos quartos, banheiros e outros espaços íntimos. Com isso, a luz poderá entrar, mas você estará ao mesmo tempo comunicando a sua necessidade de privacidade.

- Considere a hipótese de plantar uma fileira de vegetais altos para bloquear a vista das janelas.

- Distraia o olhar dos transeuntes, conduzindo-o à periferia do terreno, onde o jardim se junta à rua: crie nesse ponto um canteiro de jardim de formas sinuosas, com objetos artísticos ou plantas incomuns.

---

* A autora está falando, aqui, das casas típicas dos "subúrbios" (bairros residenciais construídos nos arredores das cidades grandes) norte-americanos, que não têm muros nem cercas ao redor. (N. do T.)

56. Que situação é tensa para a sua casa, a menos que você aspire ao cargo de sentinela do bairro?

Uma casa situada de frente para uma rua transversal ou um apartamento ao lado do elevador ou das escadas

A vulnerabilidade da pessoa que ficou sozinha no jogo de queimada é semelhante à de uma casa localizada bem em frente ao final de uma rua transversal, que, se não terminasse, passaria bem em cima do edifício. Além do incômodo representado pelos faróis de carros que incidem sobre a casa durante a noite, sempre existe a sensação de que se está sendo vigiado. Uma casa situada nessa posição faz com que seus moradores se sintam sempre sob o olhar do público. Não deve ser muito diferente da condição das estrelas de cinema quando saem à rua.

Se você mora num apartamento onde é forçado a reparar nas idas e vindas dos outros moradores do mesmo andar, certamente também está sob tensão. A nossa casa é o nosso refúgio, e, para a maioria das pessoas, a casa é uma espécie de território sagrado onde podem descansar. Por outro lado, se você gosta da posição de sargento ou gosta de ficar sob os refletores, esse local talvez lhe seja favorável. Mas, se você não gosta dessas coisas e leva a típica vida corrida e cheia de obrigações do homem moderno, provavelmente vai querer um pouco de tranqüilidade quando estiver em casa.

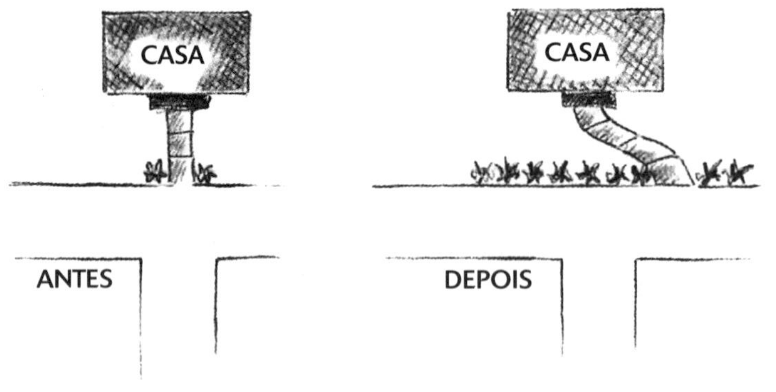

Se houver uma rua que dê diretamente para a porta da sua casa, reforme o caminho de entrada de modo que, ao entrar e sair, você não passe diretamente em frente a essa rua. Quando você sai de casa e depara diretamente com uma rua direcionada para a casa, tende a ficar na defensiva; e, quando volta, tende a se sentir desprotegido.

Sugestões de Cura

Para diminuir os efeitos negativos da rua transversal:

• Deixe as cortinas fechadas na metade inferior das janelas que dão para essa rua.

• Reforme o caminho que leva à porta da frente, de modo que ele não desemboque diretamente em frente à rua.

• Plante uma sebe ou uma árvore de ramos baixos para bloquear a visão da rua.

• Coloque uma casa de passarinhos do lado de fora da janela que dá para a rua.

• Disponha os móveis que você mais usa de modo que eles não fiquem de frente para a rua.

Para diminuir o barulho dos passos de vizinhos fora do apartamento:

• Use algo que faça outro barulho, como uma fonte de água, por exemplo, para abafar o som da máquina do elevador e dos passos.

• Pendure um sino de vento junto à janela e direcione um ventilador para ele, a fim de que fique sempre em movimento.

57. Quais as características de uma fachada que são sinal de hostilidade e inacessibilidade?

A ausência de janelas na fachada, ou janelas que estão sempre fechadas ou com as cortinas corridas

Quem já não olhou por uma janela que dá para a rua? Olhar pelas janelas de uma casa é, de certo modo, o mesmo que olhar nos olhos de uma pessoa.

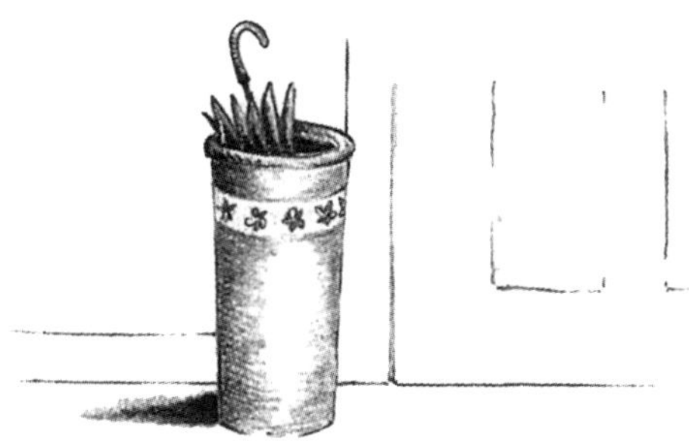

Se você quer comunicar a sua disposição de fazer amizades, ponha junto à porta de entrada objetos especificamente dedicados à conveniência dos visitantes.

Tanto as janelas quanto os olhos revelam a alma. Uma casa que não tem janelas na fachada nega aos outros o estabelecimento de um vínculo com os moradores.

Sem exageros, as cortinas de algumas janelas da fachada devem ficar abertas durante um certo tempo para transmitir uma mensagem de acessibilidade e o desejo de estabelecer vínculos com os vizinhos. Existem meios pelos quais você pode criar esses vínculos sem perder toda a sua privacidade.

Sugestões de Cura

• Pendure, do lado de fora da casa, objetos de fácil identificação que mostram quem você é, como um enfeite de festas, a bandeira de um time de futebol ou uma obra de arte.

• Coloque num lugar bem visível objetos feitos para serem usados pelos visitantes, como um lugar para se deixar guarda-chuvas ou um caderninho de notas com canetas para que as pessoas deixem recados.

58. Qual é a mensagem comunicada por uma porta de entrada de duas folhas ou muito alta?

O desejo de ser visto como socialmente superior

A porta da frente grande e alta é um elemento cada vez mais popular nas casas construídas hoje em dia. Essa porta serve muito bem como chamariz de vendas, pois cria uma associação entre a casa e edifícios grandes, como castelos, igrejas e universidades. O tamanho e a altura das portas devem ser um reflexo do número de pessoas que as usa. É muito natural que os edifícios públicos tenham entradas grandiosas; mas, numa residência, o excessivo tamanho da entrada pode ter o efeito de intimidar os visitantes e os próprios moradores. Fica implícito que o *status* dos moradores é proporcional ao tamanho da porta. As visitas podem ficar pensando que é difícil ter acesso às pessoas que moram nessa casa. Você é quem sabe se é essa a imagem que você quer transmitir. Certas pessoas — tanto moradores quanto visitas — estão em busca de uma elevação do seu *status*, e por isso se sentirão melhor ao passar por uma porta imponente.

Sugestões de Cura

Para fazer a porta parecer menor

• Pinte os batentes numa cor contrastante com a cor da porta.

• Pinte o terço superior da porta de uma cor mais escura do que o restante, desde que haja um detalhe ornamental que possa ser usado para separar as duas cores.

• Pinte uma forma oval em cor contrastante com a cor da porta, numa altura de mais ou menos 1,60 a 1,80 m do chão.

Para fazer a porta parecer maior

• Pendure decorações verticais na porta, um pouco acima do nível dos olhos de quem chega.

• Pinte uma falsa verga acima da porta.

• Pendure uma grinalda ou outro objeto decorativo acima das ombreiras da porta.

59. Que forma de casa representa um obstáculo à mudança pessoal?

A casa em U ou a casa que tem todos os cômodos voltados para um pátio interno

As casas em forma de U e as que têm todas as principais portas e janelas voltadas para um pátio interno tendem a reforçar o estado atual de coisas, pois sua vista não se volta para fora, mas para dentro. Pense nos locais onde predomina esse tipo de edifício: a China, a Espanha, o Oriente Médio, a América do Sul e a ilha de Bali — culturas que tipicamente preservam o estado atual de coisas e seguem valores tradicionais. Na cultura ocidental, que em geral é mais iconoclasta, as casas normalmente dão frente para a rua.

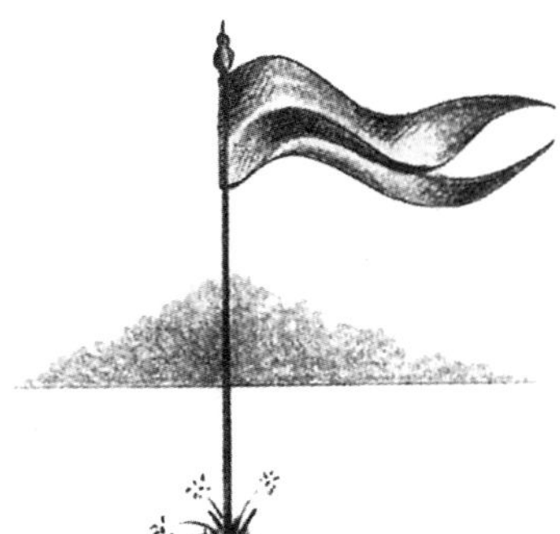

Se você tem a mudança como um objetivo e mora numa casa em forma de U, plante uma bandeira num mastro no meio do pátio para estimular e inspirar as transformações desejadas.

As pessoas que querem mudar e se libertar do passado não devem morar em casas dotadas de pátio interno.

Sugestões de Cura

Se a sua casa tem a planta em forma de U ou tem um pátio interno, mas mesmo assim você quer gozar dos benefícios da mudança, eis o que você pode fazer:

- Plante sebes que fechem a vista até o outro lado do pátio.
- Mude a disposição dos móveis, de modo que não fiquem voltados para o pátio.
- Instale no meio do pátio uma bandeira ou outra peça de tecido que se mova com o vento.

60. Qual a mensagem transmitida por um primeiro andar saliente, que se projeta para fora da parede do andar térreo?

Uma mensagem de desigualdade e desunião

A quantidade de espaço atribuído aos diversos cômodos da casa é um sinal do valor que damos a cada parte do lar. Além disso, nosso olhar é sempre atraído pelas incongruências arquitetônicas ou para a parte proporcionalmente maior de qualquer estrutura. Quando os quartos no primeiro andar são salientes e se projetam para fora dos cômodos do térreo, isso é um sinal de que essas peças da casa são mais importante do que as de baixo.

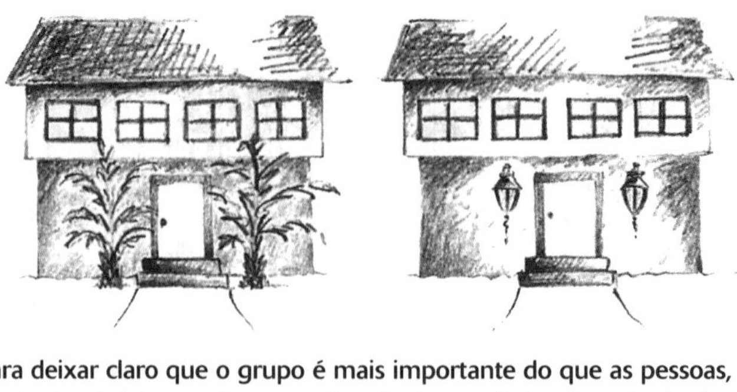

Para deixar claro que o grupo é mais importante do que as pessoas, instale grandes luminárias ou duas grandes plantas aos lados da entrada da casa cujo primeiro andar se projeta para a frente.

Sugestões de Cura

Caso a sua casa tenha o primeiro andar saliente, eis o que você pode fazer para transmitir uma mensagem de unidade e igualdade:

- Instale imponentes lustres ou postes de luz sob a linha do que se projeto à frente do primeiro andar.
- Plante uma vegetação luxuriante aos lados da entrada da frente, que chegue até a divisão entre o térreo e o primeiro andar.
- Pinte as esquadrias das janelas do térreo de uma cor forte e contrastante, mais clara do que as do primeiro andar.
- Alargue o caminho que leva à porta da frente.
- Mantenha as cortinas do primeiro andar fechadas e as do térreo, abertas.

61. Qual a vegetação que, plantada bem em frente à porta de entrada da casa, faz mal à auto-estima dos moradores?

Uma grande árvore bem à frente da entrada ou a poucos passos dela

É grande o número de livros de feng shui que mete medo nas pessoas, alertando-as contra o chi negativo. Como dissemos no Capítulo 1, o chi se refere sempre à nossa percepção do ambiente. Como é pelos sentidos que assi-

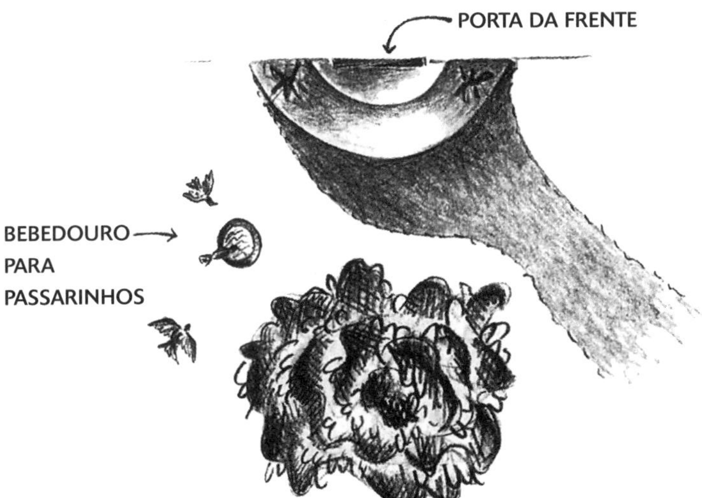

Qualquer objeto grande que bloqueie a visão e torne difíceis os seus movimentos perto da entrada da casa tem o efeito de minar a sua crença na sua própria capacidade de superar obstáculos. Se você colocar ao lado do objeto um bebedouro para passarinhos ou qualquer outra coisa que lhe atraia o olhar, o efeito do bloqueio será diminuído.

milamos as coisas que existem ao nosso redor, é razoável supor que, quando o nosso sistema sensorial sofre limitações, nós nos sentimos menos vivos, o que muitas vezes nos impede de realizar todo o nosso potencial. Pense nas diferentes sensações que você tem dentro de casa e fora dela. Ao ar livre, a plenitude de absorção sensorial é muito mais satisfatória do que a absorção sensorial limitada que existe dentro de casa. O calor do sol, os sons intermitentes dos pássaros e dos bichos, os aromas e a beleza das plantas — tudo isso nos faz sentir prazer por estarmos vivos.

Se uma grande árvore impede que você tenha uma plena captação visual dos arredores quando sai de casa, ou impede de algum modo os seus movimentos, é natural que você se sinta diminuído e, por isso, inferiorizado.

Sugestões de Cura

• Reforme o caminho que leva à porta da casa e faça com que ele não se volte diretamente para a árvore.

• Pendure um enfeite na árvore para compensar o bloqueio e diminuir a incidência deste sobre a sua atenção sensorial.

• Ponha um bebedouro de passarinhos ou uma biruta num dos lados da árvore, a fim de que o seu olhar não se volte para ela, mas para esses objetos. O olhar busca o movimento antes de buscar os objetos que estão parados.

8

Como as Portas, Janelas e Escadas Influenciam os Estados Emocionais

As portas, janelas e escadas são elementos de transição. Nós olhamos pelas janelas, passamos pelas portas e usamos as escadas para subir ou descer nos edifícios. Toda mudança exige um grande investimento emocional, pois exige que nós nos adaptemos, ou mesmo criemos em nós algo que antes não existia. É preciso mais energia para mudar de marcha do que para continuar no mesmo ritmo. Quando temos de mudar, é maior a probabilidade de que nossos pontos fracos venham à tona, ou de não termos vigor suficiente para alterar nosso comportamento. Por isso, é importante verificar se as portas, janelas e escadas da sua casa não têm elementos negativos. Os desequilíbrios nessas áreas do edifício podem afetar a autoconfiança, o sentimento de segurança, a união familiar e o contentamento dos moradores da casa, e podem até causar problemas digestivos.

62. Por que as portas de frente uma para a outra, mas ligeiramente deslocadas uma em relação à outra, afetam a nossa confiança?

Porque as obliqüidades geram uma sensação de instabilidade, que por sua vez mina a autoconfiança

Olhe para um objeto cobrindo o olho direito; depois, olhe para ele cobrindo o olho esquerdo. A imagem do objeto parece mudar de posição de acordo com o olho que usamos. Quando entramos por uma porta e vemos outra porta ligeiramente desalinhada com ela, temos uma sensação parecida com essa. A pessoa tende a se sentir menos estável e, por isso, menos segura e menos confiante.

Para sustentar uma identidade segura, precisamos viver num ambiente físico fixo, que não tenha perturbações e incertezas visuais. Os desequilíbrios sutis perturbam a nossa sensação de estabilidade e nos deixam inseguros.

Sugestões de Cura

- Pendure um quadro alto bem em frente à porta que você mais usa para entrar.
- Coloque uma planta alta bem no meio do caminho visual entre as duas portas.

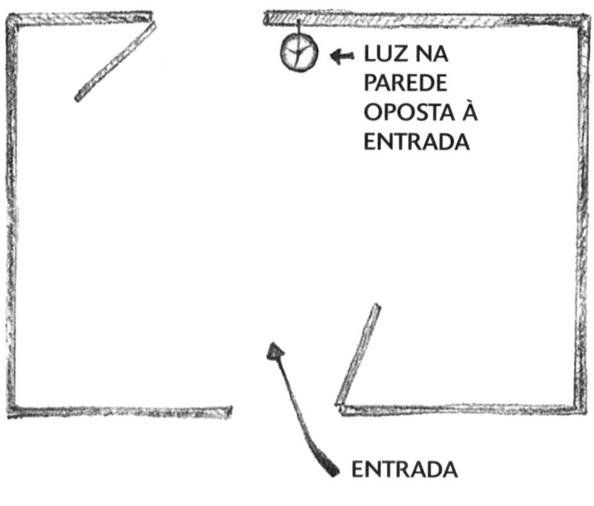

Para equilibrar duas portas levemente desalinhadas, posicione uma luz do mesmo lado da porta pela qual você costuma entrar.

• Instale uma luminária na parede, exatamente em frente à porta pela qual você entra. Essa luz cria um equilíbrio, pois atrai o olhar para o ponto onde a outra porta estaria se estivesse alinhada com a primeira.

• Pendure vários quadros em linha ao lado da porta oposta à de entrada.

63. Quanto uma porta deve abrir para transmitir uma sensação de segurança?

Até colar na parede adjacente

Todas as coisas que vemos e sentimos são filtradas pela pergunta "Estou seguro?" Se alguma vez você já ficou assustado ao ouvir um barulho brusco, já retirou a mão apressadamente depois de encostar numa textura estranha ou se afastou involuntariamente do foco de um cheiro desconhecido, é porque teve uma reação espontânea.

A porta que, ao abrir, não encosta completamente na parede adjacente, especialmente se for a porta de entrada, prejudica a sua sensação de segurança. O sistema nervoso automático desperta ao mínimo sinal de perigo, desencadeando reações de pânico. No decorrer do tempo, portas como essas vão impondo uma excessiva tensão sobre os moradores da casa.

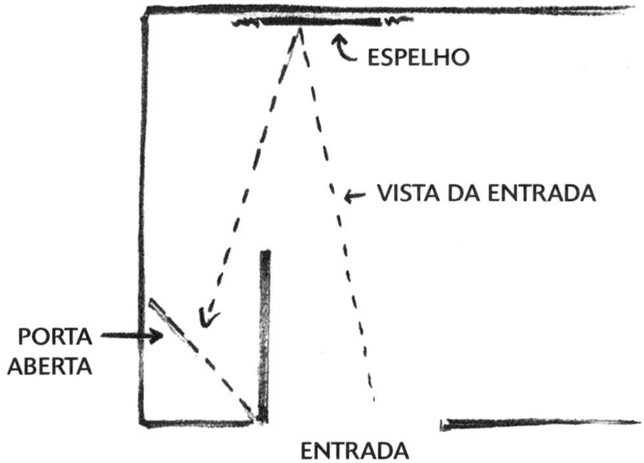

Se a porta não puder abrir totalmente, ponha na parede oposta um espelho que revele o que há por trás dela, aliviando assim o desassossego inconsciente gerado pelo espaço que não é visto.

Sugestões de Cura

- Eis algumas compensações que você pode adotar caso não consiga fazer com que a porta se abra totalmente:

- Instale uma grande mola entre a porta e a parede e pendure sinos nela. Subconscientemente, isso a deixará segura de que não há nenhum perigo atrás dela.

- Pendure sinos de vento no espaço vazio atrás da porta.

- Reinstale a porta, de modo que abra para o outro lado (se assim for possível abri-la totalmente).

- Pendure um espelho na parede oposta à entrada para poder ver refletido o espaço atrás da porta.

64. Que tipo de trinco de banheiro cria o maior sentimento de segurança?

Um trinco visível, e não embutido na porta

Se eu pudesse, faria com que todos os banheiros públicos do mundo tivessem trincos visíveis em suas portas, em vez de travas embutidas. Muitas pessoas ficam intranqüilas quando, sozinhas num banheiro público, estão sentadas no vaso e não conseguem alcançar a porta para mantê-la fechada. Muitas vezes, ficamos a nos perguntar se a porta não vai se abrir sozinha. A presença evidente do trinco — desde que esteja funcionando, é claro — na

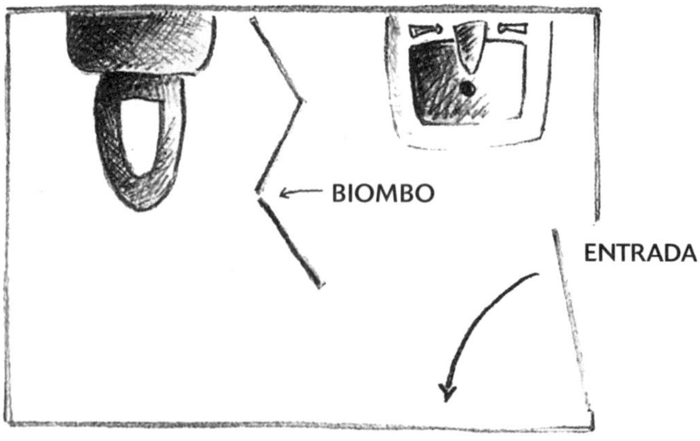

Instale um biombo entre o vaso e a porta do banheiro e diminua a intranqüilidade criada pelo medo de que alguém abra a porta.

porta do banheiro elimina esse medo e pode até impedir a piora de problemas digestivos decorrentes da insegurança no banheiro.

Sugestões de Cura

- Instale um trinco em todas as portas que você costuma trancar, especialmente as dos banheiros.
- Coloque um biombo entre a porta do banheiro e o vaso sanitário.
- Pendure um sino na maçaneta do lado de fora da porta, para que ele faça barulho caso alguém queira entrar.
- Pendure uma planta do teto entre o vaso e a porta.
- Use uma luz mais fraca sobre o vaso e uma mais forte no ponto mais distante dele.
- Instale uma cortina para separar o vaso da porta.

65. De que modo uma porta pode comunicar uma mensagem de hostilidade?

Quando ela se abre para fora, na direção de quem entra

As leis do Estado da Flórida exigem que as portas se abram para fora e não para dentro. Isso porque, em caso de furacão, as dobradiças postas do lado de fora têm menos tendência de ceder. Em todos os outros casos, porém, as

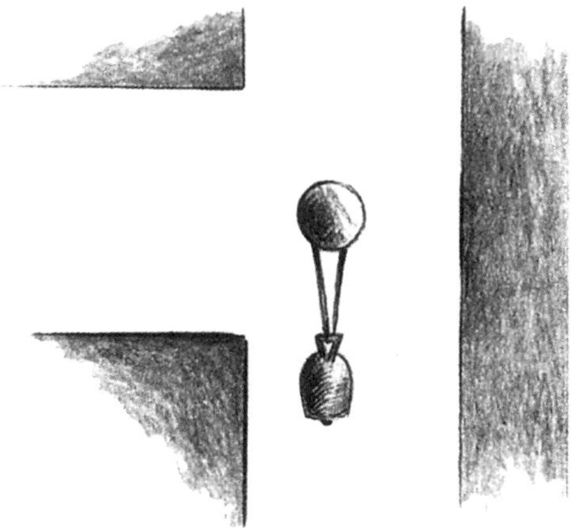

Um sino pendurado na porta dá à pessoa que entra mais um sinal de que a porta se abre para fora, impedindo que ela se aborreça por ter de dar um passo para trás antes de entrar.

portas devem abrir para dentro. Em outras palavras, deve ser mais convidativo entrar do que sair.

A porta que se abre para fora, na direção de quem entra, exige que a pessoa dê um passo para trás antes de dar um passo à frente. Com isso, a pessoa fica em guarda. Ser empurrado para trás antes de entrar não é, de modo algum, um gesto adequado de boas-vindas.

Sugestões de Cura

Em geral, não é difícil inverter a direção de abertura de uma porta; mas, se você não puder fazer isso, eis algumas alternativas:

- Coloque um tapete de tamanho médio a uns dois passos do limiar.
- Ponha uma lâmpada mais fraca no foco de luz próximo à porta.
- Pendure um sino na maçaneta para desviar a atenção do movimento incômodo da porta.

66. De que modo a posição de uma escadaria pode prejudicar a união familiar?

Quando a escada é vista logo que se entra na casa

O lar é uma comunidade íntima e, quando tem diversos membros, eles se ligam entre si através dos espaços comuns a todos. A sala de estar é o epicentro da comunidade familiar e, quando se entra em casa, todos os caminhos

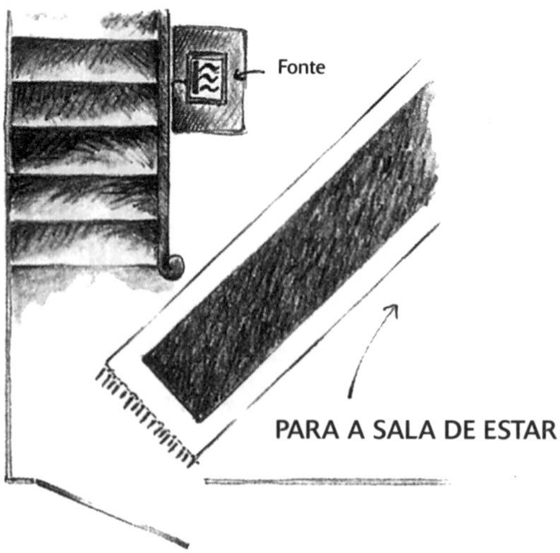

Para aumentar a união da família, dirija a atenção para longe da escada posicionada em frente à porta. Ressalte o caminho que leva à sala de estar.

devem desembocar ali, e não em outros lugares. Nos sobrados tradicionais, a escadaria geralmente conduz a espaços particulares. Quem sobe a escada se desliga dos espaços comunitários.

Sugestões de Cura

Se a escada for visível da entrada da casa, há certas coisas que você pode fazer para contrabalançar esse efeito e aumentar a união familiar:

- No teto, na direção da sala de estar, visível da porta, pendure uma luminária ou um cristal que refrate a luz.
- Instale na escada lâmpadas mais fracas, que acendem por um sensor de movimento que só as ligue quando alguém subir ou descer.
- Coloque uma passadeira no chão que vá para longe da escada e em direção ao saguão ou à sala de estar.
- Instale uma pequena fonte de água depois da escada, na direção da sala de estar.
- Espalhe aroma de baunilha ou outros aromas agradáveis na sala de estar.

67. Numa escada, que característica faz com que as pessoas se sintam sobrecarregadas?

A excessiva altura dos espelhos (dezoito centímetros ou mais), que torna a subida árdua e a descida perigosa

Quando fui à Ásia, fiquei impressionada com a altura dos degraus das escadarias da maioria dos templos budistas. Como os asiáticos tendem a ser mais baixos que os ocidentais, fiquei me perguntando por que motivo os espelhos de suas escadas eram mais altos que os nossos. Por fim, um belo dia, uma lâmpada se acendeu na minha mente e percebi que os degraus altos tornam a subida mais lenta e, assim, exigem mais consciência da parte de quem sobe. A aquisição da consciência espiritual é um processo árduo, e a dificuldade para subir as escadas é um reflexo disso.

Sugestões de Cura

Caso a escada de sua casa tenha os espelhos muito altos e você não queira ou não possa gastar dinheiro para demoli-la e reconstruí-la, eis algumas sugestões:

- Pendure na parede da escada figuras e objetos divertidos e estimulantes para que a atenção das pessoas não se volte somente para a dificuldade da subida.

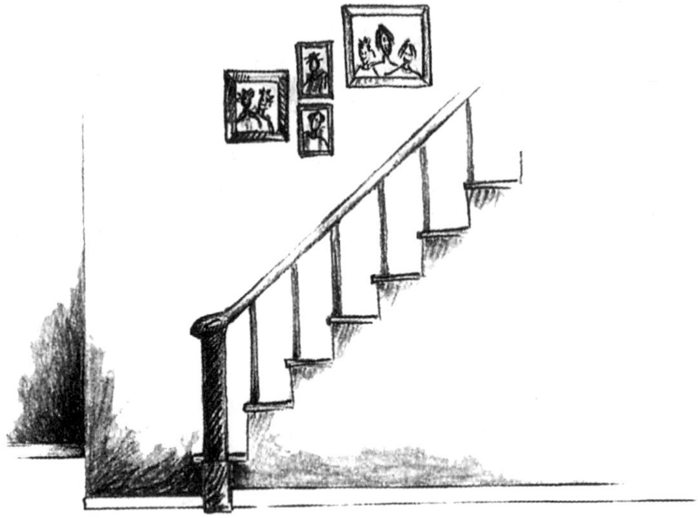

Fotos e pinturas interessantes podem tornar mais fácil a subida de uma escada muito íngreme.

• Pendure um grupo de fotos interessantes na parede adjacente ao patamar.

• Pendure sobre a escada um objeto que se mova, como um móbile, um relógio ou um sino de vento.

• Instale obras de arte de cores vivas e com palavras ou dizeres escritos numa parede que possa ser vista da escada. Como acontece com as manchetes de jornais, nós naturalmente nos concentramos nas palavras escritas, e assim a subida se transforma numa experiência secundária em relação à leitura.

68. Que tipo de escadaria causa confusão e dúvidas?

Uma escada em espiral

Se você girar em torno de si três vezes, provavelmente ficará tonto. Quando sobe ou desce por uma escada em espiral, você gira. É verdade que a velocidade de giro é muito menor, mas ela cria a mesma instabilidade. Numa casa que tem uma escada em espiral, especialmente se os degraus forem vazados, a mensagem subliminar reforçada será a da confusão e, portanto, da dúvida, que poderá penetrar nas suas considerações sobre outros assuntos da vida. O feng shui funciona porque os hábitos que criamos no ambiente físico reforçam nossos hábitos emocionais. Por isso, mesmo que não cause a tendência à dúvida e à perplexidade, uma forma física que cause tonturas tem um potencial maléfico no nível emocional.

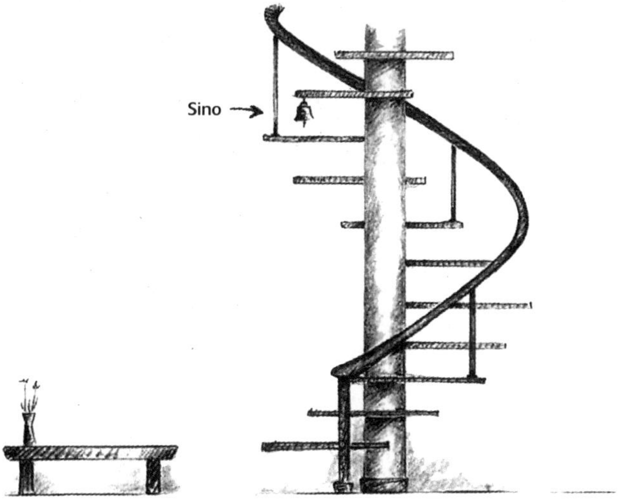

Escadas em caracol causam tensão, mas você pode diminuir esse fator se usar instrumentos sonoros que sejam ativados quando você subir ou descer por elas.

Sugestões de Cura

Derrubar e reconstruir uma escada é uma operação extremamente cara e, muitas vezes, pouco prática, pois as escadas em caracol são construídas quando não há espaço para outros tipos de escada. Há, porém, certas coisas que você pode fazer para melhorar a situação.

- Em todos os pisos da casa, deixe as coisas que você usa com freqüência, como tesouras, fita adesiva, barbante, papel e lápis, lanterna, velas, listas telefônicas, água e refrigerantes. Em outras palavras, faça o que for necessário para não ter de subir e descer a escada muitas vezes.

- Instale alguma coisa que produza som, como um sino, por exemplo, bem no meio da escada. A repetição desse som se torna um meio de medir a distância já percorrida na escada, concentrando a sua atenção no ato de caminhar.

- Objetos pesados e baixos no começo e no fim da escada — uma estátua, um vaso com hera ou um tapetinho de cor forte — dão um tom de estabilidade e diminuem a confusão criada.

69. Qual é a localização das janelas que tende a aumentar a probabilidade de as outras pessoas ignorarem ou desconsiderarem as suas opiniões?

Janelas atrás do lugar onde você se senta

Quando você se senta de costas para uma janela de onde se avistam cenas movimentadas, é provável que você seja ignorado pelas outras pessoas, que vão ser cativadas pela luz e pelo movimento lá fora.

Os adultos em geral têm mais controle sobre a sua atenção do que as crianças, mas estas se distraem facilmente por qualquer coisa que se mova, desde um esquilo subindo numa árvore até um semáforo que muda do vermelho para o verde. Quando você está enquadrado por uma janela, é difícil manter concentrada a atenção dos outros, mesmo dos adultos.

Sugestões de Cura

- Feche as cortinas, desde que com isso a sala não fique na penumbra; ou tire sua cadeira de perto da janela, se isso for possível.
- Pendure numa parede, longe da janela, um relógio que faça um tique-taque audível, fornecendo assim um ruído repetitivo e previsível que fixe a atenção das pessoas que poderiam distrair-se com a janela.

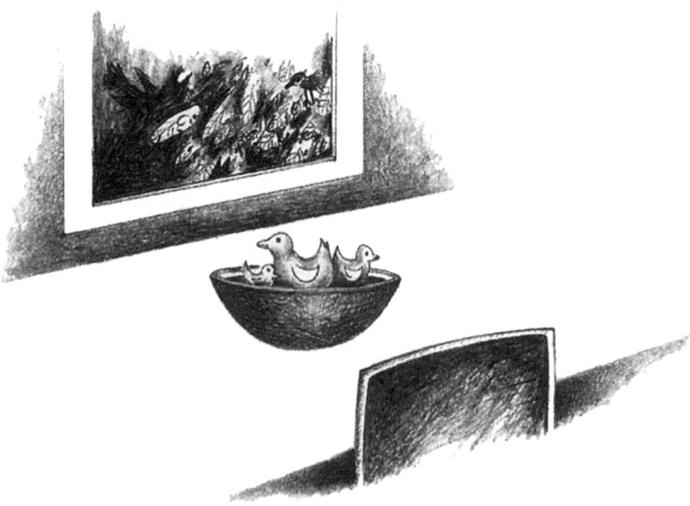

Coloque um objeto bonito diante do assento que tem atrás uma janela.

• Pendure um móbile sob um duto de ar ou, no mesmo local, instale um ventilador. Os objetos não devem estar na frente das janelas, mas devem ficar dentro da linha de visão das pessoas voltadas para as mesmas janelas.

• Coloque velas flutuantes, ou flores (ou mesmo patinhos de borracha, se quiser), numa vasilha d'água sobre a mesa que fica em frente ao assento atrás do qual se abre uma janela.

70. Qual é a combinação de móveis e janelas que, à tarde, impede que as tarefas sejam executadas a contento?

Sentar-se à mesa ou à escrivaninha de frente para o oeste

Quando eu era criança, nosso médico aconselhou minha mãe a medir a temperatura das crianças doentes sempre às quatro da tarde. Quando nossa temperatura estava normal a essa hora, é porque não estávamos mais doentes. Mesmo quando estão sãos, os seres humanos geralmente se sentem mais tensos, tanto física quanto emocionalmente, no fim da tarde do que em outros momentos do dia. Por isso, se você tiver que executar alguma tarefa nesse período, seja fazer a lição de casa, seja preparar o jantar, seja meditar, seja trabalhar, aplique alguns conhecimentos de feng shui para obter o máximo rendimento.

Sugestões de Cura

A cura mais importante consiste em que você não fique de frente para o brilho do sol poente. Seja pelo calor, seja pela luz, o fato é que o sol poente bri-

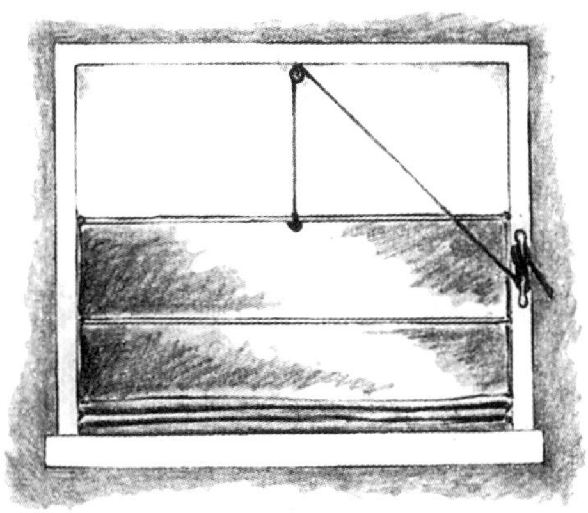

Se você se senta de frente para uma janela oeste, especialmente no período da tarde, instale sobre ela uma vedação que possa ser levantada de baixo para cima, a fim de se proteger da tensão causada pelos raios do sol poente.

lhando nos seus olhos só faz aumentar sua tensão nesse período do dia. Se você não puder mudar de posição, eis algumas sugestões:

• Bloqueie os raios do sol com algum tipo de vedação de janela que possa ser levantada de baixo para cima.

• Pegue duas molduras de quadro e preencha o vão delas com um tecido opaco. Depois, junte as duas com dobradiças para fazer um mini-biombo que possa ser colocado sobre a escrivaninha, impedindo que os raios do sol cheguem aos seus olhos.

• Num vaso bem alto, de cerâmica, pedra ou metal, coloque uma planta cujos ramos se abram, espalhados, a fim de barrar o sol.

71. Por que não é bom ter mais de três janelas na sala de jantar?

Porque as janelas são focos de distração, e os membros da família vão ignorar uns aos outros ou distrair-se da conversa

Para a maioria das pessoas, a mesa de jantar é o último reduto da convivência familiar. Toda distração afigura-se, assim, potencialmente nociva a algo tão necessário para a conservação dos vínculos familiares. É certo que nós, ocidentais contemporâneos, adoramos as paredes de vidro, mas também temos adquirido aos poucos o hábito de relegar a segundo plano a vida familiar. Não é verdade que nós, em nossa maioria, passamos mais tempo nos dedicando a outras atividades do que com a nossa família? Por isso, a diminuição do número de janelas na área de jantar pode dar mais força a essa última possibilidade de relacionamento e camaradagem.

Sugestões de Cura

• Feche as cortinas na hora das refeições.

• Coloque plantas na frente das janelas.

• Ponha no meio da mesa um aquariozinho para chamar a atenção das pessoas.

• No centro da mesa, coloque uma vasilha com velas, flores ou decorações de festas.

• Acenda velas à mesa, mesmo durante o dia.

• Coloque acima da mesa um ventilador que gire em velocidade lenta.

72. Por que uma sala sem janelas faz gerar sentimentos negativos ou um rendimento menor do que o normal?

Porque os seres humanos foram criados para usar todos os seus sentidos

A natureza não tende a criar coisas supérfluas. Os seres humanos foram criados para ser eficientes, e todas as coisas que temos no nosso corpo foram feitas para serem utilizadas. Nós dependemos dos olhos para assimilar a maior parte das nossas informações sensoriais, mas a visão não é o nosso único sentido. Nós também sentimos cheiros e gostos, ouvimos e usamos o tato. Quando um de nossos sistemas sensoriais fica sem estímulos, nós nos sentimos fracos, às vezes levemente deprimidos.

Sugestões de Cura

Se você tiver de passar um certo tempo num ambiente que não permita o contato visual, térmico e auditivo com o exterior, eis o que você pode fazer:

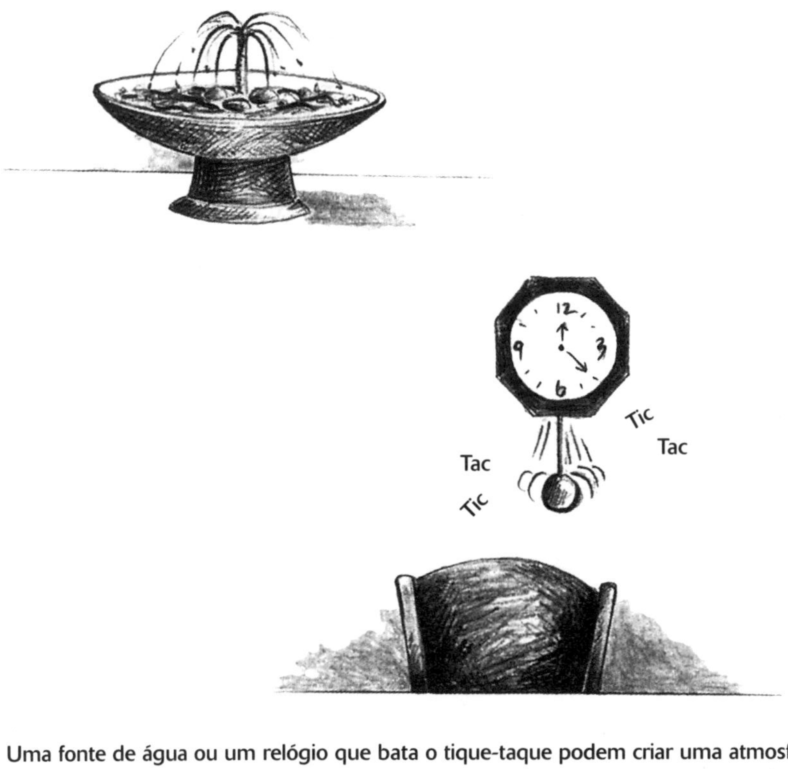

Uma fonte de água ou um relógio que bata o tique-taque podem criar uma atmosfera mais acolhedora e tolerável quando temos de passar muito tempo numa sala sem janelas.

• O espaço deve ter pelo menos três cores diferentes.

• Deve ter também pelo menos dois tipos de movimento, tais como o pêndulo de um relógio e uma cortina tremulante, água corrente numa fonte ou um ventilador de teto.

• Instale equipamentos que produzam sons constantes: uma geladeira ou outro eletrodoméstico, um equipamento de som em volume baixo, o gotejar da água numa fonte ou sons intermitentes, como brisas que entrem de vez em quando ou um relógio que bata as horas.

• Impregne três chumaços de algodão com três aromas diferentes, como pinho pela manhã, limão depois do almoço e alfazema perto do fim do dia. Se a sala sem janelas for um espaço de trabalho, coloque os chumaços sobre a escrivaninha ou bancada. Se você tiver controle sobre o ambiente inteiro, espalhe os aromas com um pulverizador.

• Use almofadas diferentes nas cadeiras ou cubra os braços das poltronas com panos diferentes, substituindo-os a intervalos regulares.

9

Como as Salas de Estar e de Jantar Afetam as Relações Humanas

Boa parte das reuniões familiares acontecem nos espaços de estar e de jantar. Por isso, esses espaços têm o poder de beneficiar ou prejudicar relacionamentos humanos. O bom feng shui se baseia nas coisas que causam em você uma boa sensação estética, mas a função primeira do feng shui é a de ajudar você a criar condições ideais para o relaxamento, a comunicação, a auto-estima e o conforto, tendo por base o seu ser mais profundo. Muitas vezes, nós não damos atenção suficiente ao modo pelo qual as cores, a posição dos móveis e a escolha de acessórios para a casa nos influenciam. Este capítulo foi escrito para ajudar a lembrar-lhe as coisas que você deve buscar implementar nesses espaços importantíssimos — os espaços que mais afetam a sua comunicação com as pessoas que mais têm a capacidade de atender às suas necessidades mais profundas.

73. Como os caminhos que levam ao principal ambiente de estar podem promover a união da família?

Quando existem vários caminhos que levam a esse espaço

Como na expressão "Todos os caminhos levam a Roma", a maioria dos caminhos dentro de uma casa devem conduzir, física ou visualmente, a uma área de estar usada por todos os membros da família. O sentimento de comunidade é o esteio da vida familiar, e por isso é conveniente promover o acesso ao espaço mais usado pelos habitantes da casa. Mesmo para os que vivem sós, a criação de um acesso fácil à sala de estar faz bem à auto-estima, na medida em que os encoraja a passar mais tempo num lugar que tende a ser o mais gostoso da casa.

Essas "passagens" que levam à sala de estar podem ser trajetórias que podem ser percorridas ou simplesmente vistas. O fato de se poder ver a sala de estar de outros locais da casa já é suficiente, desde que não haja obstruções visuais.

Sugestões de Cura

• Recorte, numa parede, uma abertura do tamanho de um quadro comum para permitir que a sala de estar possa ser vista de fora:

Aberturas redondas estimulam a conversação e a atividade mental.

Retângulos horizontais enquadram a vista e estimulam o desejo de participar das atividades que estão acontecendo na sala.

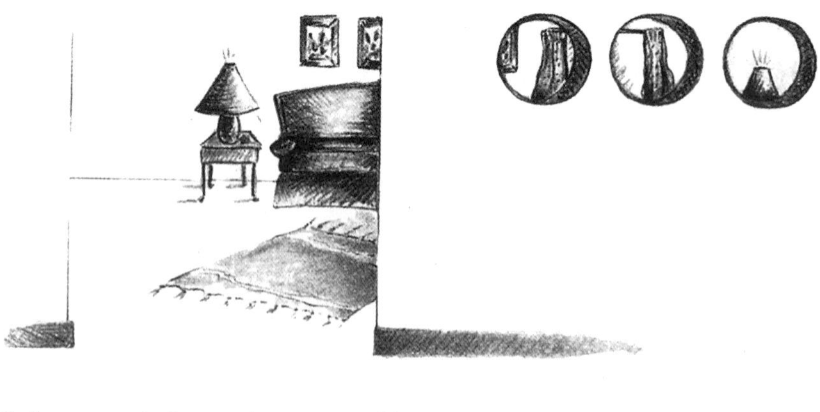

Perfure a parede do corredor para permitir que a sala de estar possa ser vista de fora, especialmente quando não houver na casa muitos caminhos que levem a ela.

Aberturas quadradas criam a sensação de estabilidade.

- Espalhe plantas próprias para o interior da mesma espécie por vários locais da casa, e ponha o espécime maior e mais bonito na sala de estar.

- Deixe acessíveis na sala de estar os objetos prediletos de todos os membros da família, como o livro de astros do basquete do seu filho adolescente, os brinquedos do filho mais novo, o material de leitura dos adultos, jogos ou lanches.

74. Qual é a disposição dos assentos que mais estimula a comunicação verbal?

Pessoas sentadas em ângulos retos umas em relação às outras

Você talvez já tenha notado que, nas reuniões sociais, os homens ficam uns de frente para os outros, ao passo que as mulheres, para conversar, formam um leve ângulo entre si. Isso porque os homens se sentem mais à vontade com a agressividade do que as mulheres. Estas, na sua maioria, fazem uso do princípio marcial de agachar ou ficar de lado à aproximação de um inimigo. Nós nos sentimos protegidas quando o centro do nosso corpo ou nossos órgãos vitais estão fora de perigo.

Assim, a disposição das pessoas em ângulo reto umas em relação às outras é menos ameaçadora e estimula a comunicação pacífica. Edward T. Hall, famoso antropólogo da cultura, nos mostrou no seu livro *The Hidden Dimension* que a comunicação é mais intensa quando as cadeiras se dispõem em ângulo reto entre si do que quando ficam uma de frente para a outra. Ele mediu a quantidade de comunicações entre pessoas sentadas em diversas configurações e constatou que os relacionamentos mais freqüentes acontecem entre pessoas sentadas em ângulo reto.

Sugestões de Cura

Se você não puder dispor as cadeiras em ângulo reto entre si, procure aplicar estas sugestões:

Na sala de estar:

- Instale um banco junto à janela e um divã em ângulo reto em relação ao banco.

- Adquira um divã sobre rodas que possa ser posto em ângulo reto em relação a outros assentos.

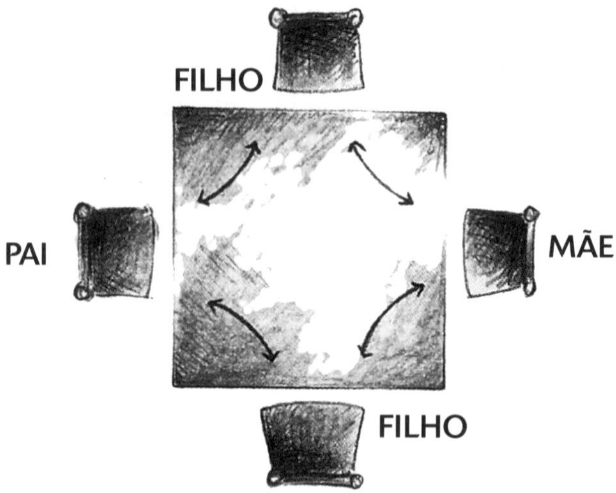

As pessoas sentadas em ângulo reto, umas em relação às outras, tendem a conversar mais.

• Troque suas cadeiras por cadeiras menores que possam ser postas em ângulo reto umas em relação às outras.

• Ao lado de uma poltrona grande, ponha sempre outra cadeira, para que a pessoa que ocupa a poltrona não fique isolada nem tenha mais poder do que lhe convém.

• Mesmo quando houver dois sofás em ângulo reto entre si, coloque uma cadeira numa das extremidades de um dos sofás a fim de constituir outro grupo de pessoas sentadas em ângulo reto entre si.

Na sala de jantar

• Ponha os filhos sentados em ângulo reto em relação aos pais para proporcionar a melhor configuração para uma comunicação de caráter pacífico.

• O assento do meio numa fileira de três cadeiras deve ser reservado para uma pessoa suficientemente segura de si para suportar o fato de os outros não falarem muito com ela.

75. Por que a televisão prejudica a comunicação?

Porque gera a passividade

A televisão desestimula a comunicação porque permite que os membros da família se acostumem com uma diversão que não exige esforço. Tudo o que a TV exige é que a pessoa se sente e olhe para a tela, passivamente. Mesmo a leitura — embora contribua para o isolamento quando feita em silêncio — exige que você participe ativamente, pois requer a sua acuidade mental. Em virtude da facilidade e de voltar a atenção das pessoas para circunstâncias distantes, a televisão desestimula o relacionamento. Um televisor grande e localizado bem em frente à porta de entrada do cômodo comunica a mensagem de que o objetivo desse cômodo não é a interação. A estimulação da comunicação entre os familiares e os amigos, em detrimento da diversão passiva, é um apoio que se dá às condições necessárias para que as pessoas vivam contentes.

Sugestões de Cura

Se o seu televisor fica bem em frente à porta da sala, procure aplicar as seguintes recomendações para diminuir seus efeitos negativos:

- Mude o televisor para outro lugar da sala.
- Quando o televisor não estiver ligado, ponha à frente dele uma planta num vaso sobre rodas.
- Pendure uma pintura leve e fácil de remover para esconder o televisor.
- Ponha um tecido ou uma echarpe sobre o televisor.
- Coloque o televisor dentro de um armário e feche as portas dele quando ninguém estiver assistindo aos programas.

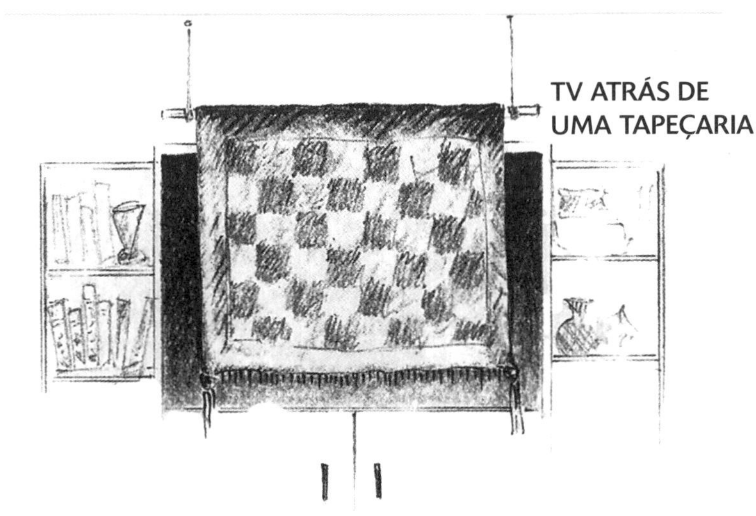

Quando o televisor fica escondido, a função do cômodo deixa de ser a diversão passiva e passa a ser a socialização.

76. Qual é a disposição dos móveis que encoraja as pessoas a entrar na sala?

Assentos voltados para a porta de entrada

Como um amigo que acena para que você se aproxime, assentos voltados para a porta de entrada são um convite a que se entre na sala. Quanto mais você se sentir seduzido por uma sugestão implícita, maior será a probabilidade de você entrar. Quando houver obstruções, o que geralmente vence é a sua resistência a entrar na sala, mesmo que essa resistência seja pequena.

Sugestões de Cura

Para estimular o uso de uma sala, faça com que o caminho que leva aos principais assentos não esteja obstruído e que a maioria dos assentos esteja voltada para a entrada. Se isso for arquitetonicamente impossível, pelo fato de haver mais de uma entrada na sala ou porque a colocação de janelas ou o tamanho dos móveis impeça que estes se disponham de frente para a entrada, eis algumas soluções para estimular as pessoas a usar a sala de estar:

- Pinte a parede oposta à entrada de cores vibrantes ou profundas.
- Em frente à entrada, do outro lado, pendure uma pintura ou figura de uma paisagem de vista ampla.
- Na mesa de centro à frente do sofá principal, coloque um objeto que chame a atenção pelo tamanho, pelo formato ou pela cor.
- Dirija uma luz mais forte para o espaço central entre os assentos, quer instalando-a no teto, quer num refletor colocado na parede.

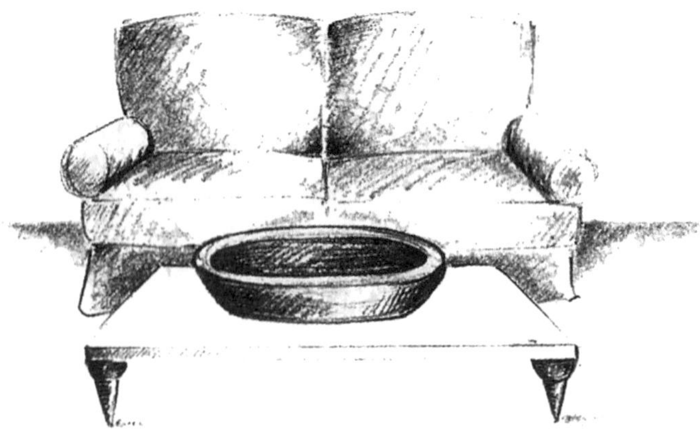

Um objeto pesado numa mesa de centro funciona como um ímã, como o sol para os planetas, e promove a união da família.

77. Qual é a característica da sala de jantar que cria uma sensação de abundância?

Quando o número de cadeiras ao redor da mesa é igual ao número de pessoas que se sentam para comer

O número de cadeiras que dispomos ao redor da mesa de jantar costuma indicar qual é, a nosso ver, o número ideal de comensais. Quando o número de membros da família diminui porque os filhos vão embora de casa ou em caso de morte ou divórcio, e depois disso deixamos em volta da mesa a cadeira desocupada, isso gera uma sensação de descontentamento, perda e inquietude.

Sugestões de Cura

Se a mesa for grande demais para se tirar algumas cadeiras, e você não tiver dinheiro ou não quiser comprar outra mesa, eis alguns expedientes para diminuir visualmente o tamanho da mesa:

- Coloque sobre a mesa, em diagonal, uma toalha comprida e estreita, e reposicione as cadeiras numa das extremidades, assim se diminui o tamanho de uma mesa para seis.
- Use uma das extremidades da mesa como pedestal para uma escultura e coloque aí objetos de arte.
- Dirija a iluminação do teto para uma das extremidades da mesa.

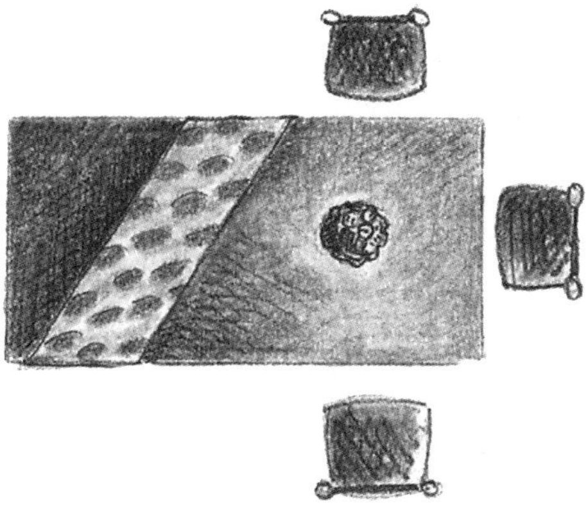

Quando uma mesa é grande demais para o número normal de pessoas que costumam usá-la, isso transmite uma sensação de que algo está faltando; para neutralizar isso, diminua a mesa colocando sobre ela, em diagonal, uma toalha comprida e estreita.

78. Que forma de mesa estimula a igualdade?

A redonda

As conversas, as idéias e as reuniões fluem com mais facilidade quando as pessoas se sentam ao redor de uma mesa redonda, onde não há uma demarcação clara do espaço que pertence a cada um. A linha curva e fluida não indica naturalmente nenhum ponto de parada. Isso torna iguais todas as pessoas que estão ao redor da mesa, e assim é maior a probabilidade de que ocorram diálogos, ao contrário do que acontece quando existe algum tipo de separação entre as pessoas — como no caso dos dois bancos adjacentes num avião. A mesa redonda não impõe nenhuma razão estrutural para não haver proximidade entre as pessoas. Além disso, ela não tem uma "cabeceira" definida, de modo que ninguém fica dotado de mais poder do que os outros. Todos esses fatores aumentam o sentimento de igualdade.

Sugestões de Cura

Caso você não tenha uma mesa redonda mas ache que ela poderia aumentar o contentamento da sua família, eis alguns meios de dar à sua mesa um espírito mais próximo ao da mesa circular:

- Ponha uma peça bonita numa bandeja redonda e coloque esta sobre uma toalha redonda no centro da mesa.
- Disponha a iluminação do teto em forma de círculo para lançar sobre a mesa um evidente círculo de luz.
- Use uma toalha de mesa azul, em virtude da sua associação com a água e a fluidez intrínseca ao círculo.
- Cubra a mesa com duas toalhas de cores diferentes. Use a toalha mais clara por cima e dobre suas extremidades de modo que fique com a forma semelhante à de um círculo.

79. Que forma de mesa promove a união nas famílias mistas?

A quadrada

Agora que um número cada vez maior de casamentos termina em divórcio, não é improvável que, no futuro, as famílias abriguem debaixo do mesmo teto dois ou mesmo três grupos de crianças com pais biológicos diferentes. Essa mistura pode criar problemas de lealdade ou de diferença de tratamen-

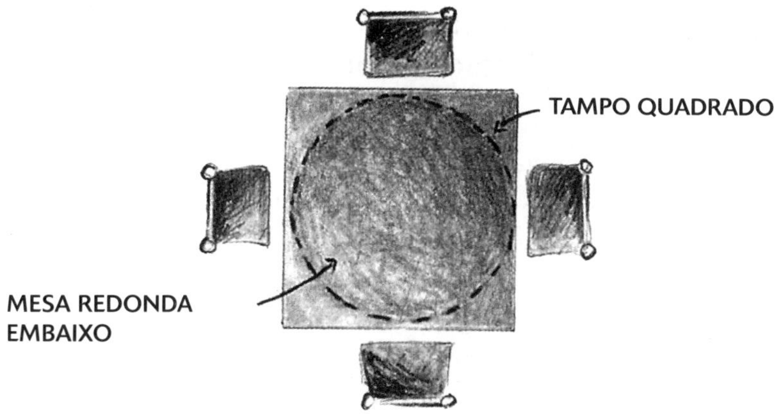

Mesmo que sua mesa seja redonda, você pode transformá-la em quadrada para promover a união da família, colocando sobre ela uma superfície quadrada.

to. Por isso, é bom criar uma atmosfera que favoreça a sensação de união, de grupo e de estabilidade. O ato de se sentar em torno de uma mesa quadrada, mais do que de outras formas, pode estimular esses sentimentos.

O quadrado é uma forma cujos lados são todos iguais, de modo que ninguém fica com mais espaço do que os demais. Não obstante, o espaço pessoal de cada um fica definido, pois os cantos da mesa delineiam o lugar de cada pessoa. Caso o lado da mesa quadrada tenha mais de um metro e quarenta, duas pessoas poderão sentar-se em cada lado sem afetar o sentido de solidariedade, pois a forma geral da mesa dará mais ênfase à mensagem de estabilidade e de unidade do que à delimitação dos lugares de cada pessoa.

Sugestões de Cura:

Se você não tiver uma mesa quadrada, eis o que fazer para criar o seu espírito:

• Se você tiver uma mesa redonda, cubra-a com uma peça quadrada de madeira para mudar-lhe a forma.

• Compre ou faça toalhinhas individuais quadradas para cada membro da família.

• Coloque um tapete quadrado embaixo da mesa.

• Caso a sua mesa seja retangular, providencie cadeiras sem braços para quem se senta nas cabeceiras e cadeiras com braços para os demais.

• Coloque uma vela quadrada sobre uma toalha quadrada no meio da mesa.

80. Que tipo de iluminação estimula as conversas prolongadas e a socialização em torno da mesa de jantar?

Luzes ou sombras que envolvam o tampo da mesa e os comensais, excluindo o resto do ambiente

Se você já se sentou perto de uma fogueira, ao ar livre, depois do pôr-do-sol, já conhece o tipo de camaradagem que esse ambiente promove. Lembro-me que, durante os furacões, eu me sentia ansiosa, mas ao mesmo tempo segura, pois meu pai acendia a lareira e todos nós nos juntávamos ao redor da luz e do calor do fogo. Em vez de sentir o terror daquele perigo iminente, eu me sentia acolhida pela presença de toda a minha família. Por outro lado, se a área da mesa for escurecida e o perímetro da sala ficar mais claro, as pessoas se sentirão isoladas dentro de uma atmosfera aconchegante e controlada. Às vezes, o véu da escuridão pode ser a alternativa positiva ao típico hábito de iluminar uniformemente os cômodos da casa.

Sugestões de Cura

- Para escurecer a área da mesa, instale ligações elétricas que lhe permitam afixar luminárias de teto que apontem para os cantos da sala.
- Para clarear a área da mesa, puxe uma ligação elétrica que lhe permita pendurar uma luminária sobre a mesa.
- Diminua ou aumente a potência das lâmpadas sobre a mesa até que esta fique mais escura ou mais clara do que a área circundante.
- Caso você tenha um grande lustre central, ponha nele algumas lâmpadas cor-de-rosa — essa dá uma luz quente.

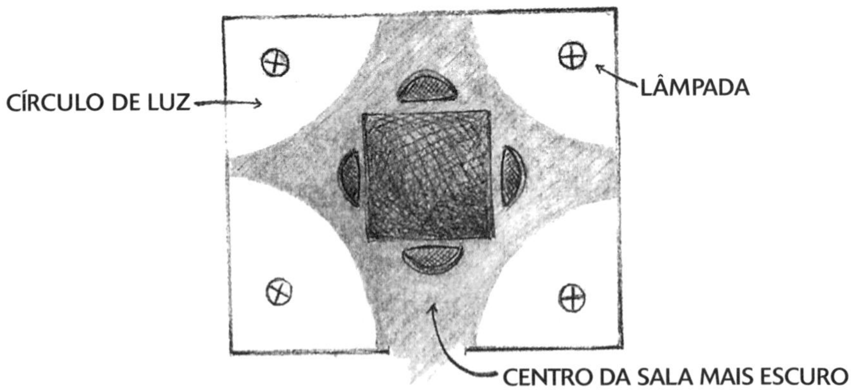

Escureça mais o centro da mesa e envolva os comensais num gostoso manto de escuridão.

• Ponha sob a mesa e as cadeiras um tapete de cor bem mais clara do que a do piso.

81. Quais são os benefícios de se sentar voltado para uma janela?

A solidão e a depressão diminuem e a inspiração aumenta

É verdade que as janelas nos distraem do que está acontecendo dentro de casa, mas existem momentos em que pode ser benéfico olhar pela janela. Eis algumas situações de vida em que isso é aconselhável:

A perda recente de um ente querido.
Quando se está doente ou não se pode sair de casa.
Quando uma sucessão de dias chuvosos nos impede de sair ao ar livre.
Quando se tem o desejo de mudar de vida mas não se dispõe da capacidade de agir de modo a desencadear a mudança.

Sugestões de Cura

Quando estiver se sentindo sozinho,

• Construa um assento junto à janela que dê para sua vista predileta.

• Instale rodízios na sua poltrona favorita para poder colocá-la junto à janela.

• Construa uma grande base giratória e ponha sobre ela a sua poltrona.

• Aumente a altura da sua cama para que você possa enxergar facilmente a paisagem que se vê pela janela.

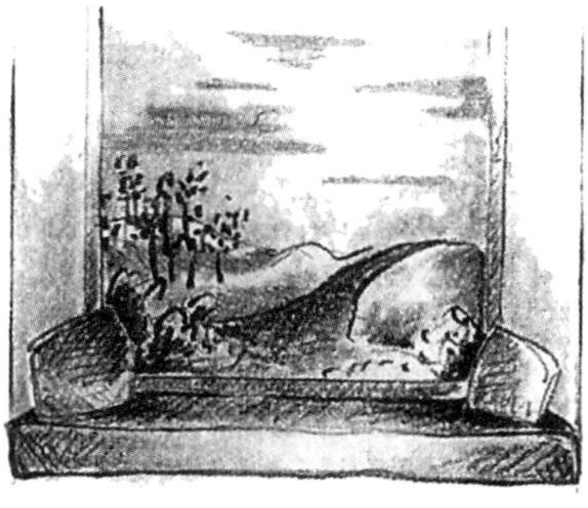

Um assento junto à janela permite que você tenha uma vista do exterior sem perder a intimidade. A vista ao mesmo tempo anima e diminui a sensação de isolamento.

82. Que forma de mesa faz com que o jantar seja mais prolongado e tranqüilo?

A quadrada

A mesa de jantar quadrada leva os comensais a ficarem nela por mais tempo. O quadrado, cujos lados são todos iguais, é a forma mais estável. Quando as pessoas se sentam a uma mesa quadrada, todas se sentem igualmente bem posicionadas para participar da conversa. Se alguma vez você já se sentou a uma longa mesa retangular em cuja outra extremidade havia um grupo de pessoas conversando animadamente, você saberá do que estou falando. Você estava fora da roda. Na mesa quadrada, todos têm o idêntico potencial de participar dessa atmosfera de intimidade que nos dá vontade de permanecer na mesa por mais tempo.

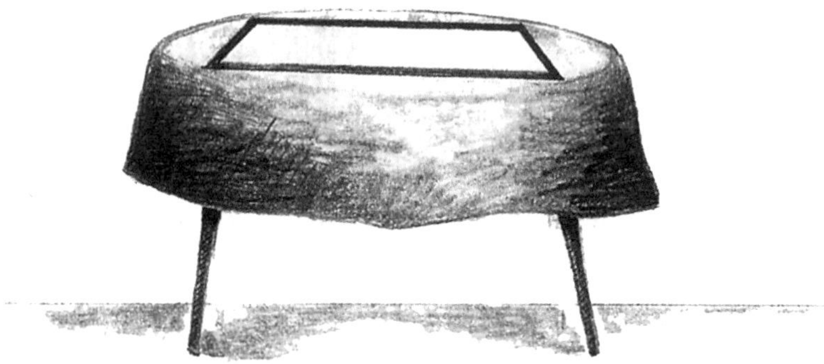

Caso você tenha uma mesa redonda, coloque ou costure uma forma quadrada sobre a toalha de mesa a fim de encorajar a conversação e a permanência das pessoas à mesa depois de terminado o jantar.

Sugestões de Cura

- Dê nova forma a uma mesa redonda: costure um pano quadrado sobre a toalha de mesa ou compre um quadrado de vidro, madeira ou plástico e coloque-o sobre a superfície redonda.
- Dê nova forma a uma mesa retangular:

Ponha uma passadeira sobre a mesa, em diagonal, de modo que a mesa fique dividida em dois triângulos.

Ponha uma fileira de toalhas individuais ou uma passadeira de tecido transversalmente numa das extremidades, numa cor que contraste com tudo o mais que haja sobre a mesa.

10

Soluções para Melhorar o Sono e o Relacionamento Sexual

Todos nós sabemos que o sono e a sexualidade são fatores indispensáveis ao nosso bem-estar, mas o que nem todos conhecem é a influência do ambiente sobre esses fatores. Se você já cochilou embalando-se numa rede num dia ensolarado, ou já trocou beijos com a pessoa amada enquanto ambos se sentavam num sofá macio em frente à lareira, então já sabe de que modo o lugar pode atuar como um ativador do sono e da sexualidade. As curas deste capítulo alteram os elementos do ambiente para favorecer o sono e o relacionamento sexual.

83. Onde se deve posicionar a cama para criar o melhor ambiente para o sono?

A pelo menos um metro de qualquer televisor, quer o aparelho esteja no mesmo quarto, quer esteja do outro lado da parede num quarto adjacente

A cama é literalmente um ninho, um lugar onde você pode baixar a guarda e ficar totalmente tranqüilo. Quando dorme, o corpo se recupera das tensões da vida. O bom descanso noturno não só é gostoso como também é saudável. Precisamos de um ambiente profundamente relaxante para aproveitá-lo ao máximo.

Como eu já disse, a melhor disposição da cama para o sono profundo é quando ela está colocada de frente para a porta do quarto, mas não diretamente *em frente* a ela. Se você puder virar a sua cabeça num ângulo de trinta graus e ainda assim ver a porta, sua cama está posicionada na melhor direção. Mas isso não basta.

Não deve haver um televisor encostado na parede contra a qual se apóia a cabeceira da cama — nem no seu quarto, nem no quarto adjacente. Nosso corpo é também um sistema elétrico, e o televisor, mesmo desligado, emite eletricidade continuamente; por isso, numa cama colocada nessa posição, somos bombardeados constantemente por campos elétricos e magnéticos. As paredes não interrompem as correntes elétricas e magnéticas e, se a sua cama estiver colocada a menos de um metro do televisor, você estará receben-

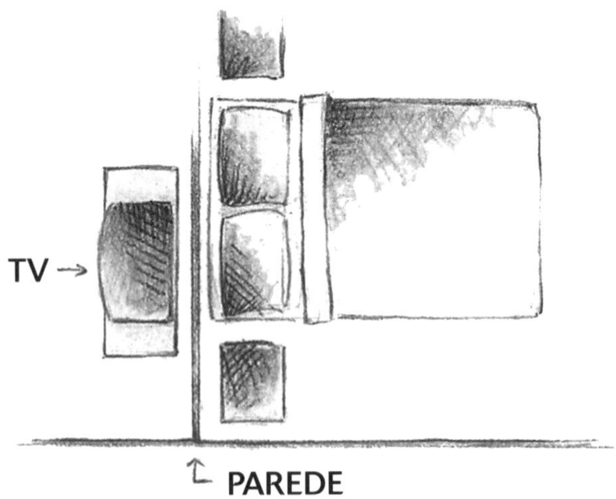

Para criar o melhor ambiente para o sono, não coloque a cama de encontro a uma parede junto à qual haja um televisor, mesmo que no quarto adjacente.

do cargas elétricas durante toda a noite. Minha experiência de feng shui me mostra que o simples ato de afastar a cama de uma parede junto à qual há um televisor basta para resolver os problemas de sono de muitos clientes.

Sugestões de Cura

Se você não puder afastar sua cama do televisor, ponha em prática as seguintes sugestões, que podem ser igualmente eficazes:

- Desligue o televisor da tomada antes de se deitar.
- Instale um interruptor junto ao fusível do televisor, ao qual se liga a tomada de força.

84. Onde se deve colocar a cama para estimular a sexualidade?

Num lugar onde a privacidade visual e auditiva esteja garantida

Em geral, a sensualidade aumenta quando as pessoas estão suficientemente relaxadas e tranqüilas para baixar a guarda e se sentir à vontade, tanto física quanto emocionalmente. Num lugar onde podemos ser vistos ou ouvidos, é difícil ficar despreocupados. Porém, naqueles estágios da vida em que

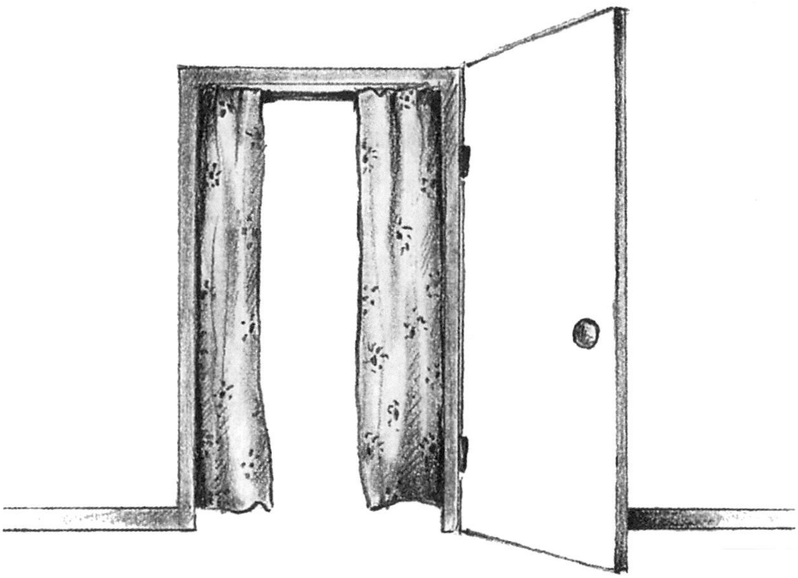

Uma cortina do lado de dentro da porta do quarto pode constituir uma segunda barreira e criar uma atmosfera mais propícia à sexualidade.

moramos com os filhos ou com outras pessoas, a porta fechada pode não ser suficiente para deixar você completamente à vontade.

Sugestões de Cura

Para a privacidade visual

• Instale uma cortina sobre a porta do lado de dentro do quarto.

• Se a sua cama estiver posicionada em ângulo reto em relação à porta, ponha uma cômoda também em ângulo reto em relação à porta e, em cima da cômoda, um grande quadro.

• Compre ou faça uma cama coberta com um dossel e envolva-a com cortinados fáceis de abrir e fechar.

Para a privacidade auditiva

• Revista as paredes internas do quarto com materiais porosos, como cortiça, espuma ou outros materiais que absorvem o som.

• Tire a cama de perto da parede que dá para outro quarto.

• No quarto ao lado, ponha algo que faça um barulho baixo e mais ou menos constante, como uma fonte de água.

• Cubra as paredes problemáticas com tapeçarias.

85. Quais os aromas que induzem a sensualidade?

Os do sândalo, do patchouli e da rosa

Que palavras você usaria para descrever o enxofre? Cáustico, escuro e desagradável? Será que essas palavras realmente descrevem a experiência olfativa específica? O olfato, que é o nosso sentido mais antigo, está ligado aos instintos e emoções primitivos do homem, não aos seus processos intelectuais; por isso, as experiências olfativas são as mais difíceis de descrever.

Os aromas de sândalo, patchouli e rosa conduzem nossas emoções à sensualidade — mas não são todos iguais. Perceba as diferenças e use-os de acordo com a conveniência. Lembre-se de que, se um aroma despertar em você uma lembrança desagradável, não o use, por mais positivas que sejam suas características gerais. Se você não gostava de um professor que usava perfume de sândalo, é muito provável que, na idade adulta, você vá se decepcionar com um namorado que use a mesma fragrância.

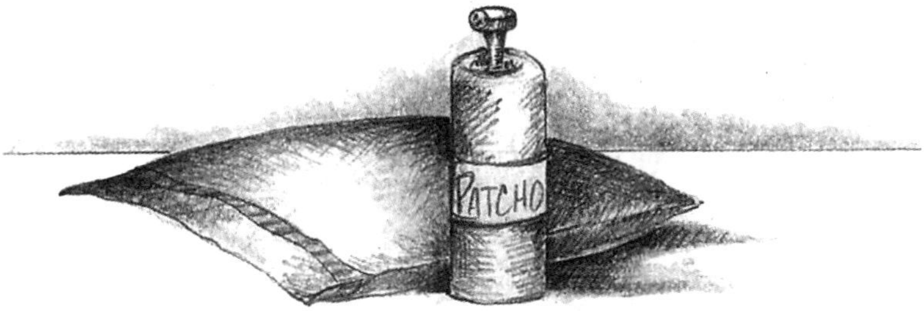

Acrescente óleo de patchouli a uma certa quantidade de água ou óleo e crie um spray para travesseiros que energiza a sensualidade.

Sugestões de Cura

- Espalhe o cheiro de sândalo pelo ar para ter menos vergonha do próprio corpo.
- Borrife o travesseiro com perfume de patchouli para revigorar e energizar a sensualidade.
- Use o aroma de rosas como elixir ou afrodisíaco.
- Queime um incenso de sândalo para diminuir a tirania do intelecto.
- Acenda velas com perfume de rosa para recuperar a confiança.

86. Qual a posição do espelho que afeta negativamente os relacionamentos sexuais?

Quando você pode se ver no espelho estando sentada na cama

A maioria das mulheres já tem de lutar contra a vergonha e a insegurança no que diz respeito à sua aparência física. Não queremos ter um espelho virado bem para nós justo na hora em que temos de estar mais confiantes e relaxadas — especialmente porque é rara a pessoa que consegue *não* se olhar no espelho quando o espelho está bem ali. O ato de olhar para o seu próprio reflexo também tira a sua atenção do parceiro. Para criar a melhor atmosfera para a sexualidade, remova os espelhos das paredes e locais principais do quarto.

Sugestões de Cura

Caso precise de um espelho para se vestir, você pode colocá-lo em outros lugares ou camuflá-lo:

- Ponha um espelho na parede atrás da porta do quarto.

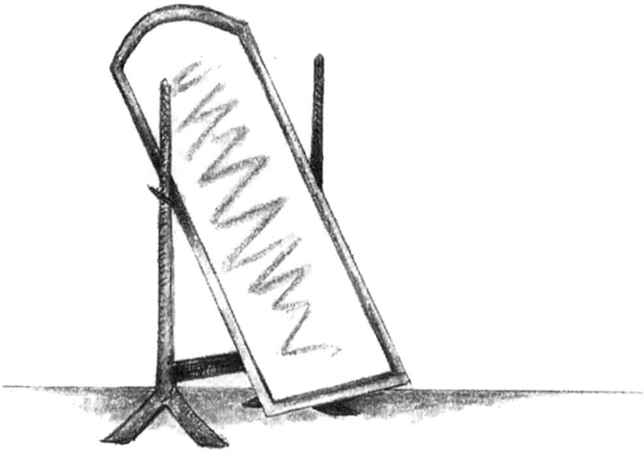

Se houver mais um espelho voltado para a cama, incline-o para cima a fim de que você não se distraia nem perca a sua energia.

- Pendure um espelho no lado de dentro da porta banheiro.
- Ponha um biombo leve entre você e o espelho.
- Troque o seu espelho por um espelho que se fecha sobre si mesmo.
- Se o espelho for preso num suporte giratório, vire-o para cima quando não o estiver usando.
- Tire o espelho da penteadeira e troque-o por uma pintura ou figura romântica.

87. O que, em cima de uma cama, pode causar tensão e assim diminuir o gozo sexual?

Uma viga exposta no teto

As vigas são os ossos do edifício e são essenciais para a integridade da estrutura construída. Mas, assim como não seria agradável fazer um piquenique debaixo de uma grande pedra suspensa, assim também ficar debaixo de uma viga exposta pode comunicar uma sensação de perigo. Se você vive numa região de tornados e terremotos, é provável que se sinta ainda mais ameaçado. Quando estamos em risco, nós ficamos tensos. Se alguma vez você já cerrou os dentes, começou a roer as unhas ou começou a suar quando algo o deixou nervoso, já sabe muito bem quanto essas reações involuntárias são contrárias à sensualidade. Uma viga exposta sobre a cama cria uma tensão

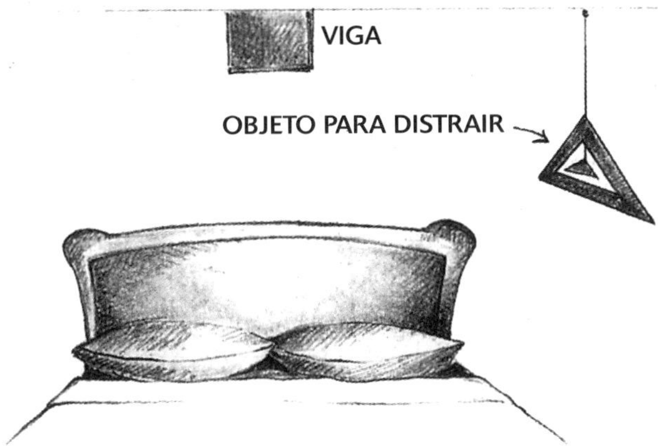

Um objeto móvel ou uma forma triangular podem chamar a atenção do olhar, diminuindo um pouco o efeito negativo da viga acima da cama.

subconsciente suficiente para causar tensão muscular e impedir que você se sinta completamente relaxado durante o contato sexual.

Sugestões de Cura

Se houver uma viga exposta, eis o que você pode fazer para mitigar a influência negativa dela:

- Compre uma cama de dossel.
- Pinte a viga da mesma cor do teto.
- Ponha um espelho sob a viga, desde que ela seja estreita o suficiente para que você não possa ver todo o seu corpo refletido no espelho.
- Se a viga for suspensa e não ligada ao teto, monte um móbile ou um objeto triangular acima dela. Se a viga for fixada ao teto, instale o móbile ou o objeto triangular num lugar de onde você possa vê-los estando na cama.

88. Como diminuir o efeito negativo da cama colocada com a cabeceira voltada para uma janela?

Instale na cama uma cabeceira completamente sólida e opaca

Qualquer preocupação ou distração pode comprometer a sua capacidade de se esquecer de tudo, capacidade essa que é necessária tanto para o sono quanto para a atividade sexual. Se a sua cama fica com a cabeceira voltada para uma janela, você não vai conseguir deixar de se sentir vulnerável. O fa-

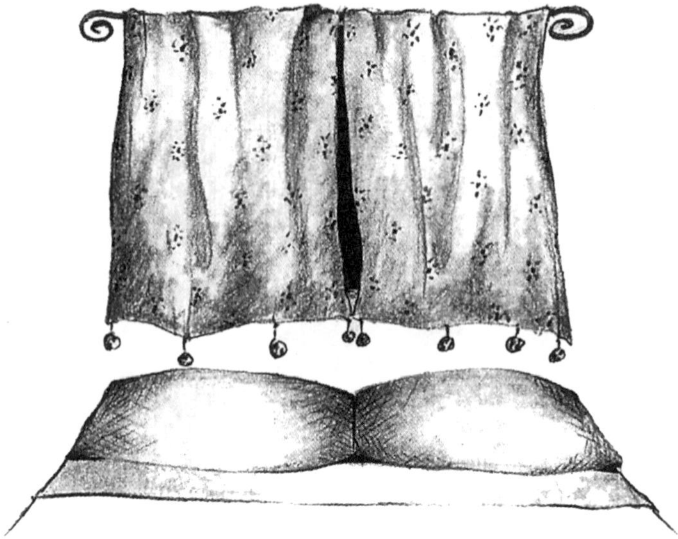

Se você dorme com a cabeça voltada para a janela e não pode mudar a cama de lugar, costure guisos na cortina para ter certeza de que o barulho o avisará da entrada de qualquer pessoa.

to de só estar separado do mundo por uma fina membrana de vidro pode fazer com que você se sinta ameaçado ou mesmo em perigo.

Sugestões de Cura

Embora o melhor seja não colocar a cama em frente à janela, às vezes isso é inevitável. Nesse caso, instale na cama uma cabeceira que não tenha aberturas de nenhuma espécie. Se você preferir não fazer isso, porém, existem algumas alternativas:

- Instale persianas de madeira na janela, com trinco.
- Cubra a cabeceira perfurada com um tecido pesado para lhe dar uma aparência sólida.
- Pendure um sino na parte da janela que está mais sujeita à possibilidade de ser aberta.
- Costure sinos ou guisos nas cortinas.
- Pendure dois conjuntos de cortinas: um, transparente e leve; o outro, pesado e opaco. Feche o conjunto opaco quando você se sentir inseguro.

89. O que se pode ver do quarto e prejudica o romantismo?

Um vaso sanitário

Uma banheira cheia de bolhinhas de sabão perfeitamente formadas com uma taça de champanhe ao lado é a matéria de muitas propagandas sensuais, mas o fato é que, na maioria das vezes, a primeira coisa que se vê quando se entra no banheiro não é uma belíssima banheira. Em nossa cultura, nós só usamos o vaso sanitário sozinhos. Por isso, poder ver o vaso sanitário da sua cama é tão sensual quanto lavar louça muito suja.

Sugestões de Cura

Caso a arquitetura da sua casa não permita que a cama mude de lugar, eis algumas sugestões:

Para um banheiro que não tem porta, mas uma passagem aberta

- Pendure uma cortina leve nessa passagem.
- Instale aí um biombo dobrável.
- Coloque uma planta em frente à passagem, mesmo que você tenha de contornar a planta para entrar.

Para o banheiro do qual se pode ver o vaso sanitário quando a porta se abre

- Instale uma mola na porta do banheiro para que esta se feche automaticamente depois de aberta.
- Se a porta do banheiro der para o quarto, pendure dois painéis de tecido (cortinas) do lado de fora da porta.

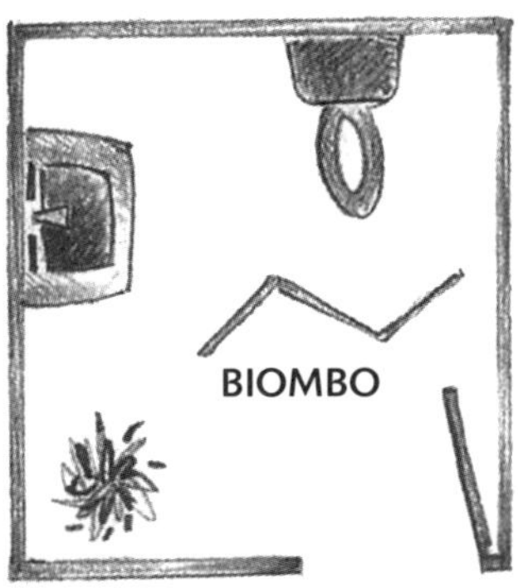

Coloque um biombo de três painéis em frente à porta do banheiro para esconder o vaso sanitário quando a porta se abrir.

• Instale um biombo na frente do vaso sanitário caso ele esteja alinhado com a porta.

90. Que posição da cama faz com que você se sinta exposto e, portanto, tenso?

A cama bem em frente à porta do quarto

A cama bem em frente à porta do quarto pode fazer com que você se sinta incomodamente exposto e vulnerável a uma situação potencialmente embaraçosa. O medo de ser descoberto, mesmo que essa possibilidade seja remota, não é favorável ao sono e à liberdade sexual.

No quarto, deve haver uma zona de transição entre o limiar da porta e a cama. O ideal é que você possa se levantar, virar um pouco para a esquerda ou para a direita e dar pelo menos três passos para chegar à porta.

Sugestões de Cura

Se o tamanho do quarto não o permitir e não for possível mudar a cama para a posição ideal, há outras maneiras pelas quais você pode evocar a mesma sensação:

• Pendure um sino na maçaneta da porta para saber quando alguém vai entrar.

• Coloque um biombo aos pés da cama para bloquear a visão direta da porta.

• Monte uma espécie de mastro aos pés da cama e pendure nele uma cortina da mesma largura da cama.

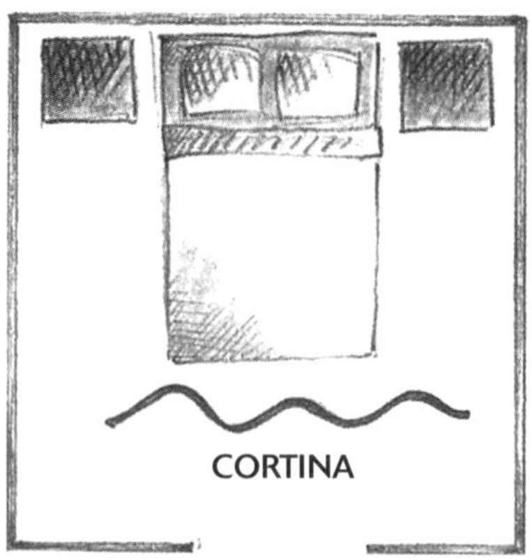

Se a cama estiver bem em frente à porta do quarto, monte uma cortina aos pés da cama para preservar a privacidade da atmosfera.

91. Que cor tem o poder de estragar a sensualidade e, portanto, deve ser evitada ao redor da cama?

O amarelo

É verdade que o amarelo é a cor da alegria e do otimismo, mas infelizmente ele dá ao corpo humano uma aparência doentia. Os dentes e o branco dos olhos não assumem uma aparência saudável quando refletem a luz amarela. Você não precisa banir do quarto a cor amarela, mas tome cuidado com os lugares onde você a põe. Evite usar o amarelo perto da cabeceira da cama: na parede atrás da cama, nos lençóis, nas fronhas e nos abajures.

Sugestões de Cura

Se houver amarelo perto da cabeceira da sua cama e você quiser resolver rapidamente esse problema antes de pintar o quarto de novo, eis o que você pode fazer:

- Adquira uma lâmpada vermelha ou cor-de-rosa e direcione-a para a superfície amarela.
- Instale uma cortina sobre a parede amarela e feche a cortina na hora de se deitar.
- Se você tiver uma cama de dossel, afixe no teto dela um tecido cor-de-rosa, salmão ou avermelhado.
- Revista uma grande almofada de tecido vermelho e coloque-a entre os travesseiros e a parede amarela.

92. Quais as cores que criam no quarto a atmosfera mais sensual?

Cor-de-rosa, salmão e alaranjado claro

As mulheres sabem que um toque de ruge nas bochechas melhora a aparência. Os tons que têm um pouco de vermelho complementam a cor da pele e nos dão um aspecto mais saudável. Quando nos rodeamos desses tons avermelhados num ambiente suavemente iluminado, nosso físico se acentua; e a sensação de beleza é um dos alimentos da sexualidade. Pense em como você se sente melhor e age melhor quando veste uma roupa bonita. Quando o romance está no ar, é sensato rodear-se de cores que acentuam a nossa beleza.

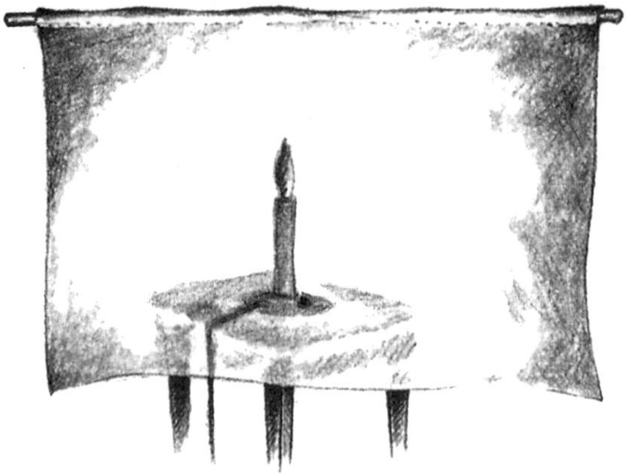

Um tecido leve, rosado, suspenso em frente a uma lâmpada incandescente altera o tom da luz de modo a realçar a sua beleza. (Não se esqueça de pulverizar um produto antiincêndio no tecido.)

Sugestões de Cura

Caso você não tenha a possibilidade de mudar a pintura ou a decoração do quarto, eis algumas alternativas:

- Tinja de tons de vermelho as fronhas que você usa.
- Compre lâmpadas coloridas para pôr nos abajures ou nas luminárias de teto.
- Compre um tecido colorido e pendure-o na frente de uma lâmpada.
- Instale em frente a uma das paredes uma cortina cor-de-rosa, salmão ou alaranjado claro, e feche-a quando soar a sirene do romance.

93. Qual é o acessório que estimula o romantismo?

As velas perfumadas

Você se lembra se a sua primeira experiência romântica aconteceu num belo dia de primavera, quando os lilases estavam florescendo, ou numa fria noite de inverno em que a árvore de natal exalava seu suave aroma de pinho? Os aromas associados às experiências mais emocionantes ficam ligados para sempre a essas emoções. Por isso, a reprodução do aroma que marcou uma experiência romântica positiva pode promover os mesmos sentimentos que você teve naquela época.

Por outro lado, os aromas associados a experiências negativas devem ser evitados, mesmo quando forem recomendados pelos livros de aromate-

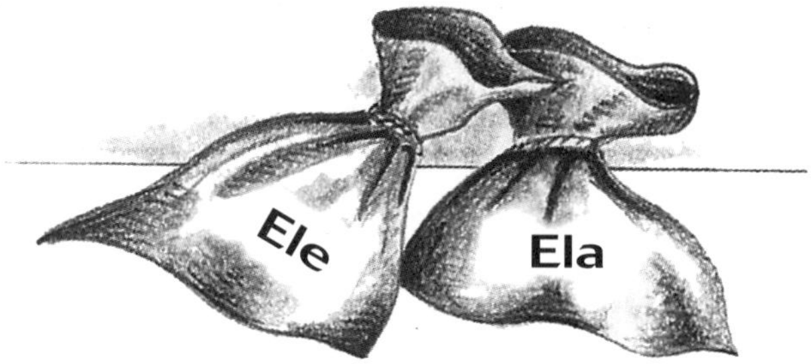

As necessidades de ambos os parceiros podem ser atendidas se você fizer sachês individuais e colocá-los dentro dos respectivos travesseiros.

rapia. A popular alfazema, por exemplo, é eficaz contra praticamente todos os problemas que você pode ter; mas se uma prima que você odiava usava colônia de alfazema, você não vai se sentir mais sensual com esse aroma ao seu redor. Aliás, você provavelmente se sentiria menos sensual. É com essas palavras de alerta que sugiro agora alguns afrodisíacos que podem fazer com que sua alma se volte para o romance.

Sugestões de Cura

- As velas de jasmim são excelentes afrodisíacos para as pessoas que têm dificuldade para se expressar por falta de autoconfiança.
- O aroma de patchouli pode soltar a mente e aquecer o corpo das pessoas submetidas a grande tensão mental.
- O incenso ou o óleo essencial de ylang-ylang pode mitigar a ansiedade sexual.
- Um sachê de gengibre dentro do travesseiro pode excitar e energizar você.

11

Soluções para Facilitar a Criação dos Filhos

É claro que, para ser um bom pai ou uma boa mãe, não basta ter à disposição um ambiente físico excelente; mas, como a paternidade ou maternidade é uma tarefa difícil, e como nós sempre temos a possibilidade de ser pais ou mães melhores do que já somos, convém lançar mão de todas as armas de que dispomos. O feng shui nos dá idéias para aperfeiçoar essa que talvez seja a nossa mais importante função na vida — apoiar nossos filhos para que se tornem adultos contentes e realizados. Examinando o espaço em que as crianças passam a maior parte do tempo, podemos eliminar aquelas situações que prejudicam o seu desenvolvimento e acrescentar elementos que ajudem as crianças a desabrochar.

94. Que detalhe arquitetônico pode assustar uma criança à noite?

Uma janela

De dia, a janela é a televisão da natureza; à noite, porém, pode fazer com que a criança se sinta vulnerável a ameaças reais e imaginárias, supostamente localizadas lá fora, na escuridão. Quando a cama da criança fica em frente a uma janela, esta pode recusar-se a ir dormir, dizendo "Não estou com sono", "Não consigo dormir" ou "Tem um monstro lá fora", por exemplo. O modo pelo qual seu filho ou filha reage às janelas do quarto pode variar, entretanto, de acordo com a vista. Um céu estrelado emoldurando a silhueta dos prédios da cidade, vistos da janela de um apartamento, pode ser agradável para a criança, ao passo que galhos de árvore balançando com o vento podem lembrar braços aterrorizantes ou rostos assustadores.

Sugestões de Cura

Se houver a possibilidade de o seu filho estar com medo do que vê pela janela à noite, experimente as seguintes curas:

- Feche as cortinas ou vire a criança para o outro lado quando ela for dormir.

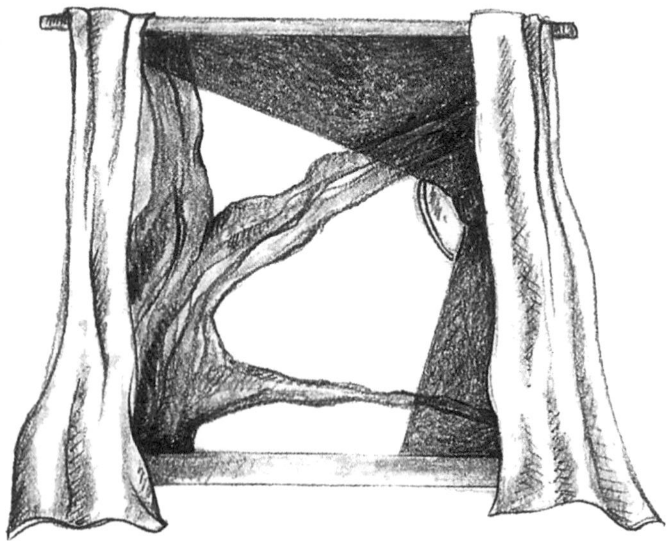

Quando uma lâmpada ilumina o exterior da casa, a criança não tenderá tanto a pensar que a árvore é um fantasma.

• Se a criança precisar ter certeza de que lá fora não há nada de ameaçador, instale fora da casa uma lâmpada que fique acesa à noite e ilumine a área contígua à janela.

• Use cortinas ou persianas fáceis de manejar.

95. O que você pode fazer na sua casa para favorecer a capacidade de concentração do seu filho?

Eliminar ao máximo as distrações

Quando eu estava na escola primária, esforçava-me para sentar-me perto das janelas da sala de aula. Entediada com o ensino, eu gostava de ficar nesse lugar que me dava uma alternativa a ter de ouvir a professora. A atividade lá fora despertava a minha fantasia. Às vezes o objeto de minha atenção era o rosto de um determinado motorista; às vezes, um esquilo pulando de galho em galho. A visão que eu tinha a partir da janela possibilitava que eu simplesmente não prestasse atenção na aula.

Quando os pais querem a atenção de seus filhos, é importante que não deixem que estes se distraiam com coisas situadas à distância. Isso vale especialmente para as áreas onde é mais freqüente a comunicação entre pais e filhos, como as salas de estar e de jantar.

Sugestões de Cura

• Elimine todos os espelhos que possam ser vistos pela criança do lugar onde ela costuma ficar.

• Não ponha a cadeira da criança de frente para uma janela.

• Sente-a de costas para a parede.

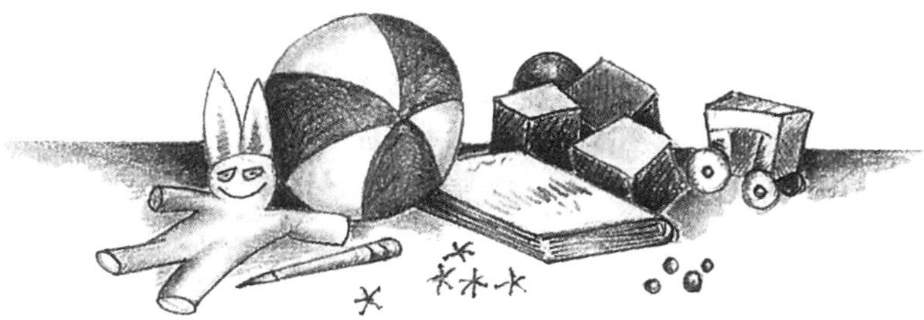

É verdade que as crianças precisam de um ambiente estimulante e eclético, mas qualquer tipo de bagunça pode ser motivo de distração.

• Não pendure imagens cheias de detalhes ou cenas ativas e interessantes ou representando atividades que requerem muita animação num lugar onde a criança possa vê-las.

• Elimine a bagunça de cima das mesas.

96. Por que as crianças costumam ficar entediadas em casa?

Porque a maioria dos lares não tem uma quantidade suficiente de áreas dedicadas a atividades diferentes

O tédio pode ser definido como uma reação natural à falta de opções. Os seres humanos se dão melhor quando rodeados de variedade. As crianças ainda não desenvolveram preferências sólidas, e por isso precisam ter a oportunidade de fazer explorações. Isso as ajuda a descobrir os atributos essenciais do seu ser, a adquirir autoconfiança e a aprender o que fazer em diversas situações. Se você lhes proporcionar áreas distintas para dedicar-se a várias atividades, as crianças terão sua curiosidade natural estimulada e ficarão mais contentes.

Sugestões de Cura

• *Zona do silêncio:* Aproveite o canto aconchegante de um cômodo para estabelecer uma área onde a criança possa ler, devanear, ouvir música ou simplesmente cochilar. Nesse lugar, ponha um tapete e almofadas no chão, ou uma mesa atoalhada debaixo da qual a criança possa se esconder. Nas proximidades, coloque uma estante com brinquedos e livros e um aparelho de som. É conveniente que as cores vermelha e verde não possam ser vistas dessa área.

• *Zona da descoberta:* Deve ser uma área com espaço suficiente para que a criança possa fazer suas explorações. Um tapete de lona pode proporcio-

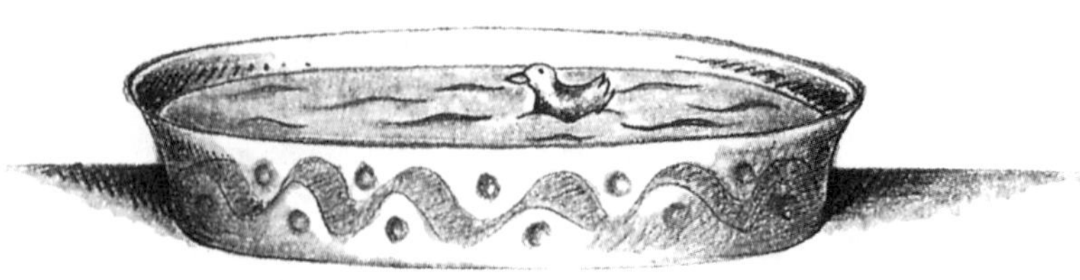

Ponha uma piscina de plástico dentro de casa, criando com ela uma área onde a criança possa brincar com tintas, água e outras substâncias pegajosas sem fazer bagunça.

nar a confiança de que a criança precisa para separar pedras recolhidas lá fora, para desmontar um despertador ou para cortar papel sem sujar e bagunçar a casa inteira.

• *Zona da bagunça:* As crianças adoram brincar com água e substâncias pegajosas. Use uma pequena piscina de plástico para que a criança possa, dentro de casa, brincar com líquidos, tintas e outros materiais potencialmente danosos à limpeza da casa.

• *Zona da imaginação:* Deve ser uma área com muitos materiais e nenhum equipamento passivo (televisor), onde a criança possa construir e montar coisas, inventar histórias e concretizar seus devaneios. Use um baú para guardar o material. O catalisador dessa zona pode ser uma pequena tenda ou cabana ou uma cortina que dê privacidade à criança.

97. O que, dentro do quarto, pode fazer a criança ficar com mais medo de monstros

Armários e espaços escuros e ocultos

As crianças não descobrem monstros e outras terríveis criaturas de sua imaginação no sofá da sala de estar, especialmente quando esta se encontra repleta de pessoas da casa. Em geral, os monstros vêm de lugares desconhecidos ou tendem a se esconder, revelando sua presença de maneira imprevista. Por isso, os lugares mais suspeitos são aqueles locais escondidos ou onde a vista não chega, como armários, banheiros, a área exterior contígua à janela (à noite) e corredores escuros.

Sugestões de Cura

• Deixe aberta a porta do banheiro, especialmente à noite. Deixe que a criança decida se a luz do banheiro deve ficar acesa à noite ou se a simples disponibilidade da luz é suficiente para eliminar seus temores.

• No banheiro, as coisas devem estar organizadas. Não deve haver objetos guardados uns atrás dos outros.

• Instale uma luz forte fora da janela do quarto para eliminar da janela a aparência de buraco negro.

• Deixe uma lanterna no criado-mudo da criança.

• Deixe acesas as luzes dos corredores.

• Pinte as paredes de cores claras (o amarelo é muito bom para dar luminosidade até mesmo aos lugares mais escuros).

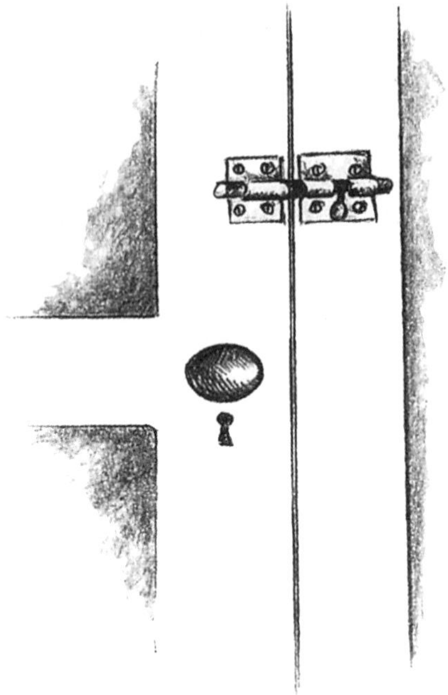

Um trinco na porta do banheiro pode deixar a criança segura de que nenhum monstro há de emergir de suas profundezas.

• Compre um pacotinho de estrelinhas que brilham no escuro e afixe-as do lado da cama.

• Instale do lado de fora da porta do banheiro um trinco que a criança mesma possa fechar e abrir.

98. Como estimular as crianças a se dedicar a outras atividades que não assistir à televisão ou jogar *videogame*?

Dê à criança um quarto em que ela possa usar todos os seus sentidos e no qual possa dispor de diversas opções de atividade

As crianças de hoje passam tempo demais assistindo à televisão ou jogando jogos de computador. Num certo sentido, essas atividades oferecem muito mais estimulação do que a média dos lares; eles seduzem pelo envolvimento sensorial que exigem.

A televisão apresenta personagens extravagantes que fazem muito mais coisas do que qualquer pessoa pode fazer na vida real. As cores, os movimentos e os outros fenômenos visuais são muitos e variados. Os sons são exagerados e diversificados. Os acontecimentos e ações se dão numa velocidade muito maior do que a da vida. Assim como nós, adultos, nos sentimos atraídos pelas cenas de acidentes, assim também as crianças se sentem atraídas pelas imagens e sons sensacionais que a TV oferece.

Para competir com essa atração irresistível, crie um ambiente cheio de opções interativas que estimulem a criança a mergulhar no seu próprio mundo de faz-de-conta, em vez de entrar no mundo dos produtores de TV.

Sugestões de Cura

- Ponha o televisor numa sala menos freqüentada. As crianças novas gostam de ficar perto dos pais; por isso, se você puser o seu televisor num lugar onde não costuma ficar, seus filhos ficarão menos expostos a essa forma passiva de diversão.

- Crie pequenos nichos fechados, à semelhança de pequenas tendas, e dentro deles ponha livros, um microscópio e outros brinquedos ou objetos que incentivem as crianças a se concentrar em objetos de pequeno tamanho.

- Instale uma rede ou plataforma e encha-a de objetos de brincadeira ou leitura.

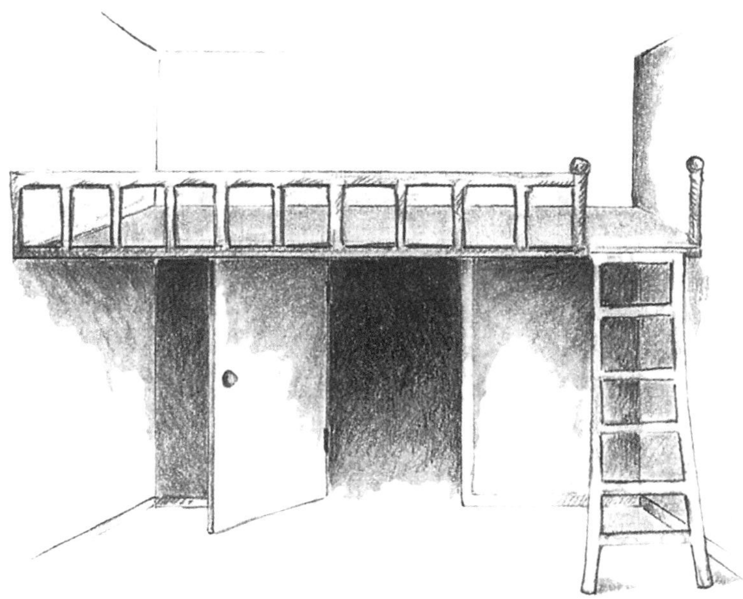

As crianças adoram espaços elevados. Por isso, um mezanino faz com que elas passem menos tempo assistindo à televisão.

• Estabeleça uma área para se brincar com água dentro de casa: ponha uma piscininha de borracha sobre uma lona impermeável na sala ou debaixo da mesa da sala de jantar.

• Deixe que as crianças participem das tarefas de cozinhar, preparar ingredientes ou inventar receitas.

• Construa uma espécie de mezanino ao redor de um cômodo, ligado ao chão por escadas para que as crianças possam se dedicar a atividades motoras pesadas sem bagunçar tudo.

• Ponha um bambolê no chão do quintal e peça às crianças que o encham de alguma coisa — de quantos insetos puderem encontrar, de quantas pedras diferentes conseguirem achar, de grãos de areia de diferentes cores, etc. Seja criativa.

99. Como a decoração da casa pode reduzir o excesso de atividade por parte da criança?

Elimine ou reduza o uso de cores muito fortes, de listras, luzes ou cheiros fortes e músicas altas e de ritmo acelerado

No feng shui, todas as coisas que estimulam a atividade são chamadas *yang*. A infância é um estágio predominantemente yang. Em geral, as crianças são muito mais ativas do que os adultos e convém que elas tenham um alto nível de atividade física. Entretanto, a quantidade de estímulos yang numa casa pode ser reduzida se esse comportamento infantil atingir um grau inadequado.

Com demasiada freqüência, o quarto das crianças são decorados de modo a imitar seu comportamento energético: com cores brilhantes, luzes fortes e imagens intensas. Para a criança, já naturalmente ativa e cheia de energia, essa decoração só faz aumentar o seu nível de atividade. Por isso, é importante acrescentar à decoração cores, formas, aromas, sons e texturas yin. Assim como uma canção de ninar pode criar uma atmosfera propícia ao relaxamento, assim também um espaço dotado de características yin pode contrabalançar o yang natural da criança.

Sugestões de Cura

No Capítulo 1, falei um pouco mais sobre as características yin e as características yang, mas eis algumas sugestões específicas para os espaços usados pelas crianças:

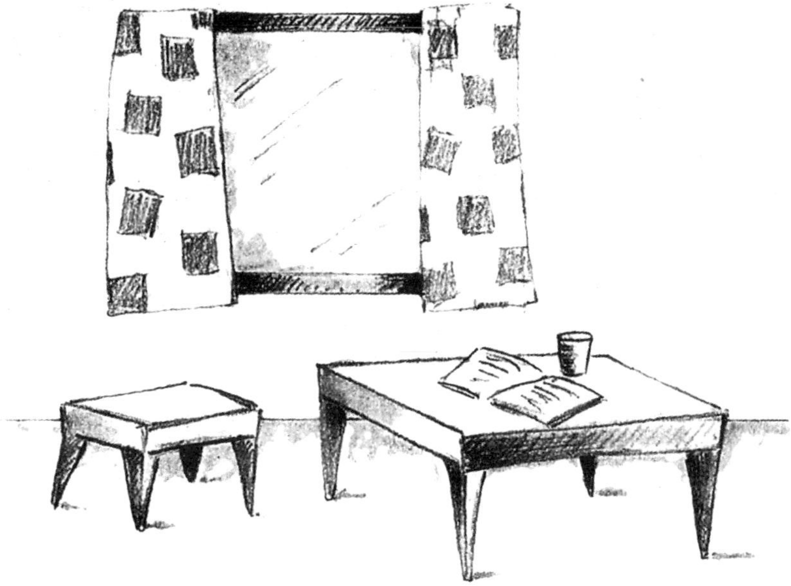

Cores claras, quadrados, móveis baixos, assentos firmes e uma atmosfera fresca criam um ambiente tranqüilo, que equilibra o alto nível de atividade da maioria das crianças.

- Use cores claras, especialmente o salmão, o azul, o roxo e os diversos tons de castanho.
- Use figuras nas quais se ressalte a forma quadrada.
- Opte por móveis baixos, sem pernas altas e finas.
- Use um tapete quadrado mesmo que o quarto seja acarpetado.
- Espalhe pelo espaço aromas de ervas, e não de flores.
- Prefira estofamentos firmes, e não elásticos.
- Deixe o lugar mais frio do que quente.

100. O que pode causar, ou piorar, os problemas de saúde da criança?

Qualquer produto que emita compostos orgânicos voláteis (COVs) ou cargas eletromagnéticas, que abrigue bactérias ou contenha alvejantes e formaldeídos

Com o aumento das doenças respiratórias, do câncer e de outras doenças, chegou a hora de levar em conta a nossa responsabilidade ambiental por esse aumento. É verdade que a poluição do ar, os aditivos químicos nos alimentos e os campos eletromagnéticos são fatores que ninguém sozinho pode mudar, mas há algumas precauções que os pais podem tomar para reduzir em sua casa a tensão ambiental.

Eis algumas coisas que os pais podem fazer para diminuir as ameaças ambientais que pairam sobre seus filhos:

Sugestões de Cura

- Nunca coloque a cama junto a uma parede que tenha algum aparelho elétrico em um dos seus dois lados.
- Não use a babá eletrônica e, se usar, deixe-a a alguns metros do berço.
- Em vez de acarpetar o piso do quarto da criança, use um tapete grande de algodão lavável à máquina (o carpete pode acumular poeira e fungos).
- Deixe uma janela entreaberta o ano inteiro para renovar o ar dentro do quarto.
- Use produtos de limpeza que não contenham alvejantes ou formaldeídos.
- Use tintas que não soltem COVs.

101. Por que se deve deixar que os adolescentes pintem o próprio quarto de preto e de roxo?

Porque essas cores combinam com o ato de exploração do eu e autoconhecimento

A adolescência é uma época de exploração, de descoberta e acúmulo de autoconhecimento. O adolescente, que já não é criança mas ainda não é adulto, busca respostas para um conjunto de perguntas complicadíssimas, a principal das quais é "O que será de mim?" O desconhecido com o qual ele depara é expressado pelas cores preta e roxa. O preto, ausência de todas as cores, não envia uma mensagem definida. No feng shui, dizemos que o preto é a cor do mistério. O roxo, por outro lado, não é visível no espectro cromático — como é o caso da luz ultravioleta — e representa tudo o que não é comum nem normal e que não é fácil de se conhecer. Assim, a opção pelo preto e pelo roxo é uma expressão das questões profundas da alma do adolescente.

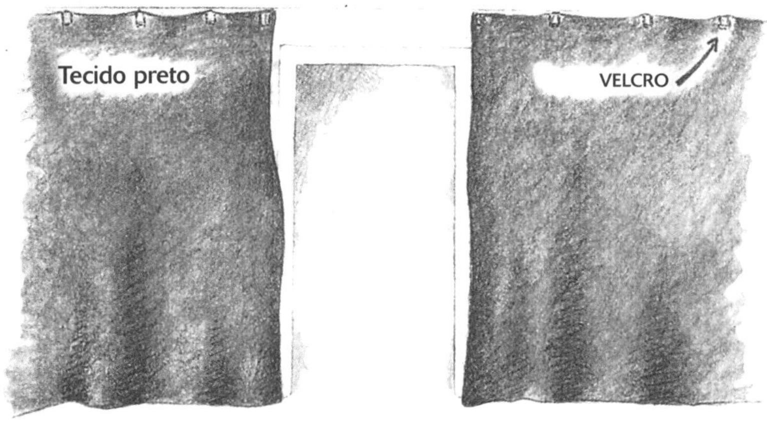

Para deixar um adolescente feliz, deixe que ele use as cores preta e roxa em seu quarto; e, para não se preocupar com ter de pintar sobre essas cores mais tarde, não pinte as paredes, mas recubra-as de tecido.

Sugestões de Cura

Se você for simplesmente incapaz de suportar a idéia de ter paredes pretas ou roxas em sua casa, experimente as seguintes alternativas, que vão dar liberdade de auto-expressão a seus filhos em processo de amadurecimento:

- Compre tecidos dessas cores e cole-os na parede.
- Encontre um grande pôster no qual predominem essas duas cores, compre algumas cópias desse pôster e use-as repetidas como papel de parede.
- Pendure cortinas pretas e/ou roxas sobre as paredes do quarto.

Posfácio

O MAIS INTERESSANTE NO FENG SHUI é que, uma vez compreendidas as mensagens comunicadas pelos ambientes, podemos começar a manipulá-las da mesma maneira que fazemos com os acessórios de uma roupa. Assim como um broche dourado ou prateado, ou uma pena de pássaro dão um toque especial a um terno ou conjunto de cor sóbria, assim também você pode acrescentar elementos a uma sala para comunicar a mensagem que desejar. Mas o feng shui constitui apenas metade do segredo. A outra metade é o autoconhecimento. É só quando explora a fundo as suas necessidades e desejos que você pode fazer escolhas e tomar decisões que de fato o ajudarão a alcançar maiores benefícios. Primeiro, você precisa conhecer suas necessidades. Depois, pode usar o ambiente para atingir seus objetivos.

Quando eu estava no segundo colegial, a sala mudava de acordo com o temperamento do professor que estava dando aula. As luzes, as cores, as janelas, as portas e a colocação dos móveis permaneciam as mesmas; mas o meu professor de inglês era capaz de dar à sala um tom de seriedade, ao passo que, à tarde, sob a égide do professor de história, o espaço se tornava um verdadeiro parque de diversões. Espero que este livro tenha dado a você a possibilidade de compreender o quanto as qualidades do espaço podem influenciá-lo; mas não subestime jamais o poder da sua presença.

Quando você sabe o que quer e o que necessita, e ainda sabe de que modo as diversas configurações do espaço podem afetar seus pensamentos, emoções e atividades, a rapidez e a facilidade com que seus objetivos se realizam é impressionante. Quando eu quis escrever o meu primeiro livro de feng shui, fazia tempo — desde que cheguei à idade adulta — que não publicava uma só linha dos meus escritos. Eu precisava de algo que me desse a ignição, que me inspirasse o otimismo e a autoconfiança necessários para começar o processo de escrita. Usei minha casa para me ajudar a atingir esses objetivos, alterando os espaços que não combinavam com o otimismo e a devoção ao trabalho que eu sabia serem necessários, e criando espaços que, ao mesmo tempo, me inspirassem e contivessem a ansiedade, que normalmente vem de mãos dadas com o ato de correr riscos.

Isso funcionou para mim e pode funcionar para você. Com este, que é o oitavo livro sobre feng shui que publico em oito anos, já sei com certeza que temos em nossas mãos o poder necessário para realizar nossos sonhos.

Lembre-se de que o sonho por si não basta; o sonhador tem de fazê-lo acontecer. Você tem todo o direito de querer ser autoconfiante, despreocupado, tranqüilo, cheio de energia, saudável e contente, de querer amar e ser amado. Seu hábitat tem o potencial de transformar esses anseios em realidade. O feng shui é um meio pelo qual podemos abrir um caminho livre e desimpedido que nos conduz àquele ser maior e mais elevado que é o nosso verdadeiro ser. E, na vida, não há nada melhor do que isso.

Bibliografia

Ackerman, Diane. *A Natural History of the Senses*. Nova York: Random House, 1990.

Birren, Faber. *Color Psychology and Color Therapy*. Secaucus, NJ (EUA): Citadel Press, 1961.

Campbell, Don. *The Mozart Effect*. Nova York: Avon, 1997.

Gallagher, Winifred. *The Power of Place*. Nova York: Simon and Schuster, 1993.

Hall, Edward T. *The Hidden Dimension*. Nova York: Doubleday, 1990.

Hirsch, Dr. Alan R. *Scentsational Weight Loss*. Nova York: Simon and Schuster, 1998.

Liberman, Jacob. *Light: Medicine of the Future*. Santa Fé, NM (EUA): Inner Traditions, 1990.

Mojay, Gabriel. *Aromatherapy for the Healing Spirit*. Santa Fé, NM (EUA): Inner Traditions, 2000.